不安神経症と強迫神経症が治る60章

和久廣文

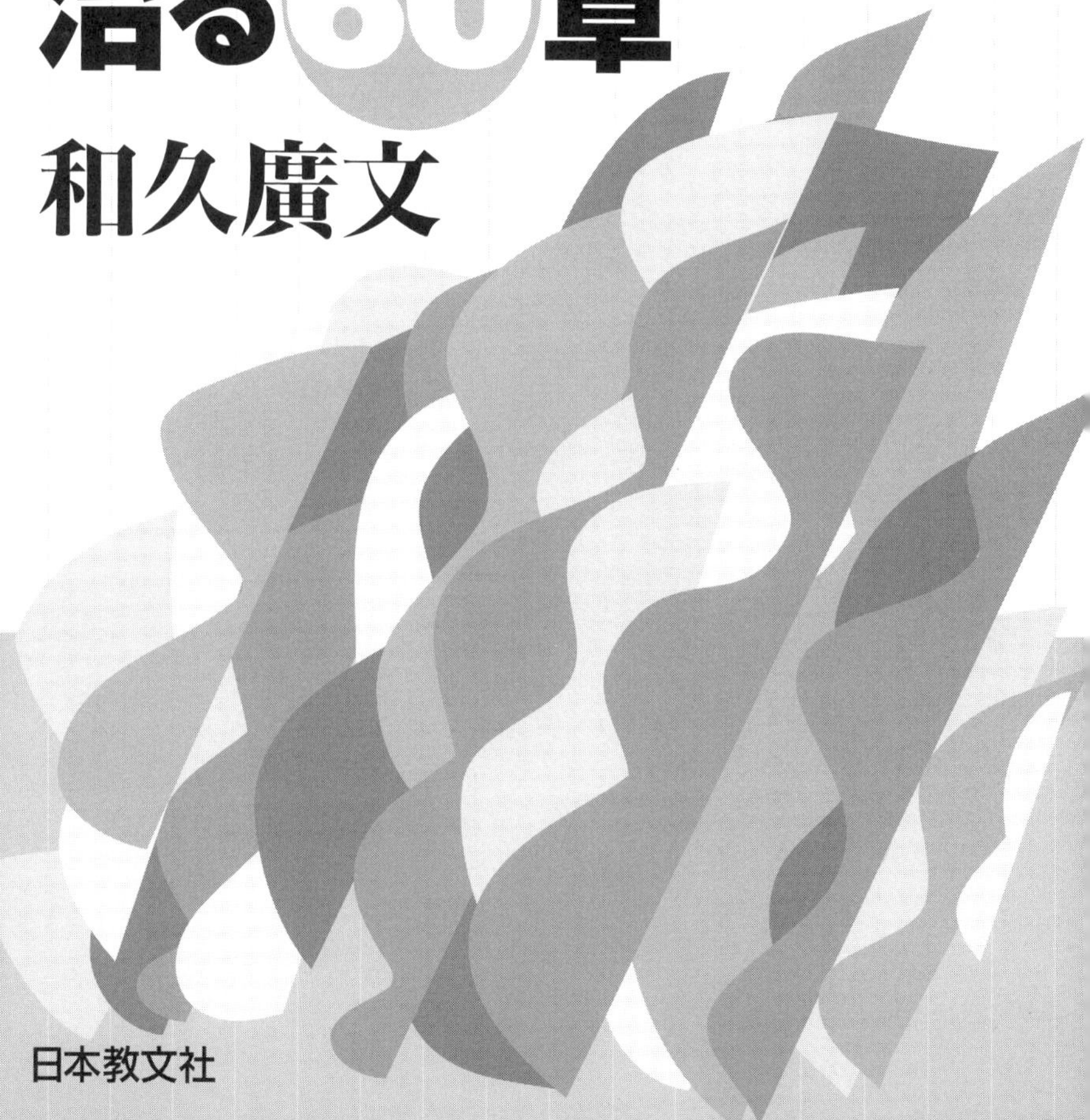

日本教文社

序

　これまで私は、不安神経症や強迫神経症で苦悩する人々と、そのご家族のお役に立ちたいと願い、『強迫神経症は治る』『不安神経症は治る』『強迫神経症克服マニュアル』『家族に贈る強迫神経症の援助法』（いずれも日本教文社）を出版させていただきました。誰にもわかりやすく、より具体的に書かれたこれらの本は、おかげさまで、症状者をはじめ、そのご家族や医療関係者の方々にも深い共感と感銘をもって迎えられ、ロングセラーとなっております。

　本書も、「治る」「とらわれから解放される」ということについて、私なりの感性を精一杯に働かせて書き上げました。

　本書には、克服のポイント別に、症状に有効な「言葉」（メッセージ）を数多く載せました。言ってみれば、「克服へのポイント別メッセージ集」となりましょう。これは、今までに心理指導をさせていただいた多くの方々において、端的でありながらも、すぐに役立つ「言葉」を求める声が多かったからです。つまり、「こういう場合に効く……言葉を教えてください……」というものです。直接指導、または、電話指導にしても、そういう「言葉」を望む声が多いのです。

　ですから、私の貴重な「体験の論理」から生まれた、不滅の心的エネルギー「流れる心」による本書の言葉が、こうした方々に最善なる効果となって役立つことを願っています。そのため、本書の言葉――「克服への力を秘めた詩《うた》や詞《ことば》」――を何にも代えがたい克服への感覚として極力身(心)につけていただけるように、すべての一言一句にそうした私の願いを込めました。

本当は、すべての神経症やうつ病で悩む方々のためにも書けばよいのでしょうが、症状の範囲を拡げすぎても、落ち込みの度合いや各人なりの情動の状態によっては指示的な言葉や叱咤《しった》激励調の文章を控えざるをえなくなる場合が考えられますので、今回は、たんに不安神経症、強迫神経症と診《み》られた方々に安心して贈れるメッセージ(言葉)とさせていただきました。ですから、強い抑うつ状態などの場合には、そうしたことを考慮に入れて、臨機応変にお読みください。

また、各章にはそれぞれ、星印で始まる複数の項目(メッセージ)がふくまれていますが、おおまかに言って、始めの方の項目は不安神経症者に向けて、項目が進むにつれて強迫神経症者に向けてのメッセージとなっております。ただし、症状者の中には不安神経症から強迫神経症へ移行しているケースもありますので、そうした方におかれては、症状の自覚内容によって、臨機応変に本書をお読みくださるようお願いいたします。

なお、本書の出版についてこれまでと同様に深いご理解をいただいた株式会社日本教文社、ならびに本書の編集を担当してくださった黒河内将氏に深く感謝を申し上げます。

平成十二年三月

和久　廣文

不安神経症と強迫神経症が治る60章★目次

はじめに——健全な川の流れに学ぶべし

多くの小さな生きものをやさしく育《はぐく》み、みずからも、健全に、淡々と流れ生きつづけている川たち……。大自然に見守られつつ万物に感謝し、いたずらに衝動に駆られることなく、健全に流れつづけるその姿は、人間の心にたとえれば、まさしく、くだらない不安や強迫観念になどまったくとらわれていない状態を象徴していると言えるでしょう。

自分で自分の心をにごすようなことをせず、いつも前向きに流れることを知っている賢い川たち……。この自然の姿には、私たち人間への大いなる教訓が満ちているのです。

不安神経症と強迫神経症に苦悩している人たちよ！　その教訓に真に気づいてほしいのです。それは、これら健全な川たちの生きざまに、克服への大いなる力が秘められているからです。

たとえ症状がどれほどつらく、また不安、恐怖することがあっても、決して希望を捨てることなく、たえずねばっていてほしいのです。そうすれば、きっといつかは、克服という晴れ間がやってくるのです。

川にはしょっちゅう、ゴミやチリが流れ込んできます。ここでもし、川がおろかにもみずからの流れを止め、ゴミやチリにとらわれたらどうなるでしょう? たちまちにして川はにごり、酸素欠乏におちいり、ドブ川になってしまいます。しかし川は、ゴミやチリにこだわったり、とらわれたりすることなく、流し、流れつづけています。これこそが、賢い自然なる川なのです。

不安や強迫観念という名の「ゴミ」や「チリ」が、あなたの心に流れ込んできたときは必ず、症状へのとらわれに終始するのではなく、この「健全な川の流れ」を思い出してください。そして、川のように「心を流す」実践を経ていきながら、健康的で賢い「あなたなりの川」になってほしいのです。

そのためにはくれぐれも、不滅の心的エネルギーである「流れる心」による思考と実践を忘れたり、おこたったりすることなく、あなたなりに精一杯に前進していってください。そのうちにはきっと、克服への感覚に出逢えるでしょうから。

万物の霊長たる人間は、その「心」をどこまでも前向きに働かせることができる能力を持っています。つまり、「流れる心」こそが症状を克服するための最高の特効薬なのです。本書の言葉(メッセージ)によって、ぜひ、あなたなりの個性的な「流れる心」の実践者になってください。

I　「流れる心」を理解しよう

1 症状にくじけないでほしい

★何ごとにも苦労はついて回るものである。しかし、たとえば仕事について回る責任や義務などによる、誰もが味わう一般的な苦労や苦悩とは異なる「症状的な苦労や苦悩」の場合は、かなりの精神疲労をともなう生活を余儀なくされる……。

だが、不安神経症や強迫神経症などの症状があっても、「日常生活に、どうにか従《つ》いていこう……」という気力をいだくことこそが、「くじけない……」という心的状態への入り口なのである。

★久しぶりに自転車で遠出をした……。といっても、**外出不安**を克服中なので、相変らず「順調にペダルを踏んでいるはずの今、急に動悸《どうき》に見舞われ……死の恐怖におちいっていきそうだ……」という「予期不安」に駆られながら……というのが実際のところであった……(予期不安とは、合理的な脅威や危険を懸念すべき状況ではないのに喚起される異様な不安のこと)。

こんなときには、「心臓病ではないのだ!……」と自分にゆっくり言い聞かせるがよい。そして、動悸に調子を合わせてペダルを踏みつづけていればよい……。そうすればやがては「症状は気になるが、それにこだわらない」という心境を知るだろうから……。するとおのずと、不安感はかなり鎮《しず》まっていくだろう。

順調に回るペダルに合わせて「流れる心」を駆使しながら、「症状にくじけなくてもいられるものだ」というように慣れてしまえればいいのだ。

★最近では「やたらに不安になることはなくなってきた……」と、かなり自信を持っていたのに、**外出**の直前になって「怯《おび》えるような不安感」におそわれてしまった……。

しかし、あわてることはない……。一年ぶり、二年ぶりにそのような不安喚起があったからといって、必ずしも再発や症状悪化のきざしであるとはかぎらないのだ。

突発的あるいは慢性的な症状の克服途上であっても、「このような不安喚起に見舞われたりすることもあるものだ……」という認識をいだいていれば、「これは試練だ！」と思えるようにもなってくる……。症状にくじけることなどないのだ！

★朝、**トイレ**に入ると、そのあとには必ずシャワーを浴びずにはいられない……。

しかし、これだけのことでは、実は症状的かどうかはわからないのである。なぜなら、人によっては毎朝、「朝シャン」と称して髪を洗う人もいれば、シャワーを浴びて汗を流す人もいるからだ。

ところが、不潔感を感じ、シャワーを浴びるのに一時間や二時間もかけ、しかも自分が納得するまで「汚《よご》れ」を落とすために何十回も石鹸《せっけん》で洗う……というような「儀式」(強迫行為)を行なってのことだから、疲労困憊《こんぱい》になってしまう……。ときには疲れのためにフラつくほどの心身状態になる……。「こんな状態がいつまで続くのだろう……」と思うと、動揺するどころの話ではないだろう……。

しかし、こういう場合でも、症状にくじけないでほしい！「克服へ向けてねばるしかない！」と、病む心に言い聞かせるしかない。そして、「シャワーにあまり時間をかけないようにしよう！」と、「流れる心」による思考を駆使してほしい……。少し回り道にはなるが、克服途上であるならば、少々の強迫行為のやりくりも、今はやむをえず行なう「必要経費」なのだろうから……。

★自分の娘がかわいい男の子を出産した……。まだ「若いおばあちゃん」の自分だが、初孫の誕生はとてもうれしいものだ。

しかし、不潔恐怖が尾を曳《ひ》いている現在、「二歳、三歳ともなれば、**砂あそび中の孫を抱き上げる**ことや、転んだ孫を手助けする必要がある場合もあるだろう……当然、ありえることだ……」と、そんなことは当分先の話なのに、予期不安と恐怖に駆られそうになって悩んでいる……。そして否《いや》応《おう》なく、「やがてはこの不安が目の前の現実となって、育児の援助者の立場に身を置かねばならないはず……」とイメージを広げてしまい、複雑な心境におちいってしまう……。すると、「孫にとって、よいおばあちゃんになれないのでは……？」と懸念し、「自信がない……」と今にも症状にくじけそうになってくる……。

それでは今、症状者はどうすればいいのだろうか？　それは、乳児であるかわいい孫を今からかわいがっていく実践あるのみ……である。抱き慣れ、手を引き慣れ、「あなたなりの克服能力」を高めていくしかないだろう。「流れる心」の精神は、「くじけるヒマなどあったら前進せよ」なのである。

★赤面してしまうので人と会うのが怖い……。赤面をひやかされそうに思えて、恥の虜《とりこ》になってしまう……。顔が赤くなる気配（知覚）や真っ赤になってしまう現実は、個人差はあるものの、苦になるという領域を越えて「恐怖」となってしまう……。

そんなときは、「くじける必要などない……」と自分に言い聞かせ、次のように思うべし。

◎赤面で人に迷惑をかけるわけではない。

◎顔が赤くなるのは貴重なる自分の財産だ。蒼《あお》くなるよりましだ。

◎赤面など、今後の人生でいかなる道を歩もうとも、どんな汚点、欠点にもならない。

◎赤面でも、心が正しければ人に嫌われることはない。逆に多くの友を得られるだろう。

◎末は博士か大臣か、あるいはどんな偉人にも人気者にもなれるのだ。失うものは何もない。

自分は何を恐れているのだろう。

2 マイナスの追求（追跡）思考はやめよ（その1）

★不安神経症で悩んでいるからといっても、そうした人がみな日常生活のすべての状況において怯えているわけではない。そうした症状におちいってしまう素質もあるが、自分から進んで不安喚起に拍車をかけている人がほとんどなのである。その一つとして、頭に浮かんだ不安に、わざわざ「マイナスの自己暗示」と「追求（追跡）思考」を重ねることが挙げられる。それでなくとも、被暗示性が亢進しやすいのに、症状者はまったく損なことをしているのである。

症状者よ、今から先の出来事を悪い方へ悪い方へとたどる考えをストップできる能力をおぼえよ……。それには、「流れる心」を駆使して、将来の別のことへと注意（意識）を向け、さらに、ただ先へと進むようにせよ……。そうすれば、自作自演の不安に怯えなくて済むだろうから……。

★正社員やアルバイトなどの**求人に応募**する際、少々の不安症状があるだけならば、「面接を無事に受けられるだろうか……」「もし採用されたとしても勤まるだろうか……」などと、あたかも勤まらない……かのごときマイナス思考はやめよ！　そのぶんだけ、勤まらないような気がしてきて当然だから……。心は思考に敏感に反応する生きものであることをお忘れなく。

★**不眠**に悩みつづけている……。「このままでは発狂してしまうのでは……」と、マイナスの追求思考の毎日……。そのため、ますます眠れなくなってしまった……。くつろぎの気分になるべき夜なのに、布団《ふとん》に入ってまで興奮状態（神経が活動している状態）では眠れるはずはない。

布団に入ったならば、だまって横になっているか、または「この姿勢の方が手足が楽だからいいや……」と思えるぐらいの、欲ばらない心境でいるだけでいい……。そんな「無欲感覚」をおぼえてしまうべし。

★最近は**地震**が多発している……。テレビの画面でそのニュースを観ると、「外出中に地震が来たら……。建物の下敷きになったら……」と、マイナスの追求思考で怯えてしまう……。そうなると、軽い症状とはいえ、外出が苦しくなってくる……。

こんなときは、ぜひ、次のように心を流してほしい。

「いつ、どこにいても、地震が来たら、その時点で最善を尽くして避難するしかないのだ……それ以上よい方法はないのだ……」

こう納得してしまうべし。そして、外出はどんどんすべし。その積極的な精神こそが、不安には効くものである。

★人は誰でも、自律神経失調の状態を、多かれ少なかれ体験しているものだ。しかし、**外出先でたまたま心の調子が乱れて体調が悪くなった**ときに、「調子が悪いな」ぐらいにしか思わないか、必要以上に不安喚起を招くかは人によって差がある。

ここが肝心である。こうした状態におちいったときは、マイナスの観念の出番をうながすのではなく、次のような思考を駆使し、「不安にもちこたえる気力」をみずからが養成せよ！

「これぐらいのことは誰にでもあるものだ！　弱者になることなどないのだ！　体調の悪さはそれとして冷静に受け止め、気力は別ものだ……ぐらいに思っていればいいのだ！」

確かに、心と身体は一体であろう。しかし、心がリーダーシップを発揮すれば、ほとんどの場合、身体は心に従《つ》いてこられるものだ。このようにして、マイナスの追求思考を返上すれば、自律神経の乱れで体調が悪いからといって、自宅へ逃げ帰ったり、会社を早退したりすることはかなり減るはずだ。

★「人に何か害を加えるのではないか……」という自分の**加害意識**に怯えながら、そうした妄想様《もうそうよう》観念をさらにマイナス思考で深めていく……。そして、ますます恐怖におちいってしまう……。（妄想様観念とは、精神分裂病に見られる了解不能で病的な思考内容で説得にも動じない確信的態度を示す「真正妄想」とは明らかに異なり、妄想の自覚や病識もあり、自他ともに説明のつく思考内容

のこと）

「事件を起こしたら、三面記事に出るのではないか……そうしたら、ここには住んでいられなくなる……」

まさに、マイナスの追求思考による怯えである……。こうなると必然的に、外出できなくなったりする……。

症状者よ、加害意識は確かにつらい……。しかし、「人に害を加えてはならない」と悩み苦しむ強迫神経症者の自覚こそは、完全なる抑止力そのものなのである。苦しむことは、人を害するようなことは何もしないという証明だと思うべし！　そして、そんなことに悩むよりも、他のことに意識を向けるようになってほしい。

症状者よ！　創造的、建設的、協調的、楽観的な思考と実践を駆使した生活を始めるべし。そうすればやがては、きっと心も健全になり、症状を克服できるのだから……。

★「人の視線が怖い……」「あの人の目つきはいやだ……」「何かされるのではないか……」「文句をつけられるのでは……」と恐怖する**視線恐怖**は、特定の人に感じる場合もあれば、街中での不特定多数の人に感じる場合もある。
これはまさに、マイナス思考による被害者的感情の喚起である……。こんな思考はやめるべし。

「すべての人が神さま仏さま、完全な人格者である……」とは思えないまでも、人のまなざしなどは「個性だ……」ぐらいに思っていればいい。

「十人十色のまなざしがあるのが社会であり、意味ありげなまなざし、鋭いまなざしなどは見慣れてしまえばいいのだ……」と悟ってしまうべし。そのような「流れる心」の駆使こそが必要である。

★職場に嫌いな人がいる……。しかも、その**嫌いな人がさわった物にさわれない**……。それだけでなく、それにさわった別の人にも嫌悪感をいだいてしまう……。さらに、そうした人たちの行く場所にも不潔感や嫌悪感をいだいてしまい、そこには行けなくなってしまった……。

これは、まさに妄想的であり、健常者には理解できないものだ。

症状者よ！　みずからの追求思考で、嫌悪感が嫌悪感を呼ぶ二次的、三次的、四次的……な連鎖によって症状を広げるなかれ。品物に罪はないのだから、せめて二次的、三次的……な嫌悪感に対しては「おかまいなし！」になっていくべし。気にはなっても、さわるべし！　どこへでも行くべし！　二次的、三次的……な嫌悪感を感じる椅子にもどんどん腰かけるべし！　何も異常は起きないのだから……。

★街を歩いていると、ときどき、うっかり**地べたに落としたハンカチ**をさっとひろい、一度か二度ホコリを払って、すぐにハンドバックやポケットにしまいなおす人を見かける。そして、何ごともなかったかのように足早にその場を立ち去っていく健常者たち……。

このような光景を目撃したときは、どのような心的態度でその場にのぞむのがいいのだろうか……？　症状者であるあなたは、「こんなことは自分には真似のできないことだ……」と思うだろう。

そう思うのは仕方のないことだが、せめて、その思いまでにとどめておくべし。落ちたハンカチによる二次的、三次的……な「汚染感覚」の拡がりをうながすような追求思考には入るべからず……。すばやく、追求思考とは無関係な、健全なる「流れる心」による思考と実践を駆使すべし！

★手の動きや足の動きなどをともなう「変な動作」をしてしまう……。「本人なりの強迫行為……」である。

心の中で「もうやめようかな、五回も繰り返したのだから……」と思ってはみるものの、「もう一回か二回、やった方が無難かな……安心かな……」と、ついいつものマイナス思考に入って、またもや余計な強迫観念に押し切られ、変な動きの儀式を続けてしまう……。

「もうやめようかな……」と思ったのなら、かなり意識的でかまわないから、症状に関係のないことに心を向けて（流して）しまうべし。症状から離れてしまうべし……。「強迫行為を行なわないがために気分が悪くなってもかまわない……」と思える「実践ぐせ」を積み重ねるようにせよ！

3 人を敵に回さない

★人を敵に回すと、完全に神経症におちいる！　絶対に治らない！　と、理論的な根拠をもって断言しているのではない。ただ少なくとも言えるのは、否定的、破壊的、攻撃的な思考と実践による心の不健全（不健康）さの度合いしだいでは、人を敵に回しても、克服にとって決して有益、有効には働かない……ということである。

人を敵に回すと、世間が狭くなり、ストレスによる緊張、不安、怯え、心身のバランスの乱れ……に見舞われるようになる……。このような感情にあっては笑顔もなく、思考内容も不健全になってくる……。精神衛生上よいはずもない。

子育てにしても、一家団らんでいつも笑顔や笑い声がたえない中で夫婦が協力し、順調な育て方（発達過程）で人格形成がなされていった場合は、そうでない場合よりも、子どもははるかに最善なる社会人（大人）として成長し、精神的にもそれなりによい状態になるだろう。

たとえば、人間関係で相手の欠点を決して見逃さず、許さず、毛嫌いし、憎悪感をいだくようになってしまったら、自分の心も身体も調子が悪くなり、協調性もそこなわれ、必然的に思考も陰気になってくる……。おまけに、警戒心や猜疑心《さいぎしん》が強くなり、精神的にも「流れる心」ではなくなり、酸素欠乏、氾濫寸前の「おろかな川」になってしまう……。

次の例を見れば、症状者であるあなたも、自分の心の流れに気づくはずである。

電車に乗った……。人と視線が合った……。「何だ、人の顔（目）を見やがって……いやなヤツだな……文句をつける気かな……いやだな……」という半ば被害者的な思考に入った。すると、それにふさわしい不安感が発露してきた……。そして、必要もないのに、自分の心の流れを悪くしてしまう……。

先方はと見れば、なにげなく目が合っただけだから、視線はどこか違うところへ向けてしまっている……。これぞまさに「健常者的感覚」である。相手は特別な感情はいだいていない……のである。

それなのに症状者は、一事が万事にこういう態度……。つねに不安や緊張を亢進《こうしん》させている……。これでは心の状態が安定するわけがない……。

このような場合には、肯定的な気持ちと、自他や症状を冷静にとらえる「客観性」を発揮しようとすべし。「互いに偶然に目が合っただけ……他に何もなし……」と、瞬時にして悟る感覚をよみがえらせて身（心）につけるべし。そうすれば、「お互いさま」ということがわかるはずだから……。こうなれば、心も安定し、癒しの気さえ発揮されてくるはずである。

★外出が不安で仕方がない……という症状者の中には、「一たび家の外に出れば、渡る世間は鬼ばかり。意地悪な人や非常識な人、薄情な人、悪人たちばかり……だ。何をされるかわかったもんじゃない……」と、世間が敵ばかりだと決めつける人がいる。それが信念化の様相をきたしてきたら、不安感や恐怖感がますます募《つの》ってきてしまう……。すると、必然的に外出が嫌いになり、外出恐怖に拍車がかかってしまう……。

どうせ思うなら、「世間にはよい人たちがいっぱい活動している。常識のある人格者で街はにぎわっている……。満員電車の中もやさしい乗客たちばかりだ……」と思ってみよ。そう思えるようになったら、それらの思考に合った安定的な感情の出番があるはずである。するとやがては、外出を不安がる必要もなくなってくる……。そうなれば、プラスの観念によって「心を流した」成果だと言えるだろう……。

★強迫行為(オマジナイ)を人に見られてしまった……(ちなみに、症状者の症状の度合いは、この強迫行為の程度で窺い知ることができる)。

「してはイケナイこと」を見られたからといって、人に悪感情をいだく筋合いのものではない……はず……。だが、症状者は、自分の奇異な行動(動作)を棚に上げてにらみ返す……。「何を見てるんだよ!」……と。まさに敵対視である。これでは自分の心が平安になるはずはない……。

そしてもっと悪いのは、強迫行為をすぐにやめようとする気配が見えない場合だ。まるで、強迫行為を正当化しているかのように……。

　もしも、他人であれ家族であれ、強迫行為を見られた（気づかれた）場合には、せめて「いや……見られちゃったな……まずい……みっともないな」と、心から反省すべし……。人に責任転嫁するのではなく、むしろ、「自分のしている行動（動作）は恥ずべきことだ……」と思えるようになることの中に、実は「克服のエキス」がいっぱいふくまれているのである。

★デパートのエレベーター……。自分が乗ったときは、すいていた……。だが、途中の階から多くの客が乗り込んできた……。用心してはいたが、強迫観念におそわれてしまった……。
　症状者は、何に怯えたのだろうか？　何の上に置いたかしれないような**「きたないデイパック（リュックサック）」**を背負った男たち……。その男たちが、他の客に混じって、どっと乗り込んできた……。しかし症状者は身動きができず、「いやなデイパック（リュックサック）」が顔面スレスレに近づいてきた……。避けようにもうまくいかない……。全神経をつかって隙間をつくることに必死になる……。恐怖との闘いである。

　どうして症状者は恐怖におちいるのだろうか？　それは「きたない！」という思いのために、手（腕）で防ぐことができないからだ……。人はなんらかの防御の手立てがあれば、必要以上の周章《しゅうしょう》狼狽《ろうばい》や怯えにおちいらずに済むものだ……。

　だから、できるならば、幻《まぼろし》のごとき「きたない」という観念は返上することに決めるべし……。

要は、彼らやデイパック（リュックサック）に対する過度の敵対視、嫌悪感、排斥の念などをゆるめることだ……。また、「マナーが悪い……」と思っても、デイパック（リュックサック）を背負っている人たちを、ふだんから目の敵《かたき》にしないことも必要である。そうすれば、症状にも、ある種の「余裕」が生じるものだ……。

4 過去と現在を比較するな

★「不安神経症の間は、**電車やタクシー**に乗れず、外出もできなかった……それが、これほどまでに克服できるとは思わなかった……」と、今は客観的に自己を振り返ることができる……。だが今、まだ克服途上であるならば、強迫神経症者ほどの「執着性」はないにしても、過去のことにはとらわれない方がいい……。

この逆に、「以前は電車なんて平気だったのに……タクシーなんて平気だったのに…どこへでも外出できたのに……」と、まるで自信喪失をダメ押しするかのごとき観念もやめるべし。

どうせ思うなら、「何でこうなったんだろう……？　まあいいや、そのうち元に戻るさ（乗車も外出もできるようになるさ）！　今は今さ……症状にビクつく必要なんかないのはわかっている。そうだ、不安ではあってもグチは言わずに、今日の用向きをこなすためにさっさと外出してしまおう……急ぎ足でもいいのだから……」と、今日するべきことに心を流していればいい……。きっとなんとかなるのだから。

★「**きたない場所**」にこだわる、かなり重度の強迫観念をいだいている症状者……。乾いた洗濯物をたたんでも、それを決して直接タタミの上に置くことをしない(できない)この数年間……。所定の場所(本人が決めた「キレイ」な場所)にしか洗濯物を置くことができない……。

ところが母親が、たたんだ洗濯物(下着)をタタミに置いてしまった……。それを見とがめた症状者は、つい心ならずも母親に怒鳴ってしまった。そして、怒鳴ったことを反省しながら、こう言った……。

「母さん、わかってくれよ。以前はこんなことは気にもしていなかったが、今は絶対にダメなんだ……今後は充分に気をつけてよ。昔は大丈夫だったけど、今は違うんだから……忘れないでくれよ、ちゃんと約束を守ってよ……」

しかし、こんな「とらわれ思考」は駆使しない方がいい……。過去と現在を比較することは、症状の内容や状態によっては、その症状にひたり、完全に執着することにつながるのだから……。

過去にも現在にもとらわれない心的態度でいるのが本来の姿なのだ……。健全な感覚とは、タタミを「症状感覚で見る」ことから脱していくことによって得られるものなのである。そう、夏などにタタミによだれをたらして昼寝できればシメタものである……。

★過去のいやなことや怖いことなどは、思い出すよりも忘れてしまった方がよいに決まっている……。これが常識である。だが、ここで取り上げるのは、この逆のことである。症状者の中には次のように、過去の健全さと現在の症状とをくらべる人がいる。

「以前は、そのぐらいのことではきたない！　などと思ったことはなかったのに……」「人の視線なんて平気だったのに……」「とがった物なんて平気だったのに……」「電車の吊り革なんて平気でさわれたのに……」「オマジナイ（強迫行為）なんてしなかったのに……」「どんな雑念が浮かんでも気にしなかったのに……」「高い所なんて平気だったのに……」「マイナス思考なんてしなかったのに……」

こんなふうに、健全な過去と苦悩している現在とを比較する必要などない！　そんなことをすれば、ダメな今、ダメな自分、いやな今の症状……というように、執着に拍車がかかることになるから……。といっても、健全な頃に戻れるように思えたり、その手応えを感じられるようになったうえでの比較なら、まだしもいいが……。

しかし、現在を過去と比較することで味わう、泣き言やグチの感情に充ちた「落差感覚」であっては、強迫観念をさらに根強くしてしまう……。つねに、今に最善、明日も最善で、「流れる心」を駆使していくべし。

5 客観能力を高めよ

★症状者は、不安神経症や強迫神経症の症状のことで頭（心）がいっぱいである。とりわけ、無気味な不安感や強迫観念による恐れの真っ只中にあっては、症状者はほとんどの場合、冷静さを失っている……。

だが、克服への気力さえあれば、動揺しつつも客観性は発揮できる！　人によって個人差はあるものの、本人の知性による状況察知は、必要以上のパニックを抑止することができる！　客観性によるそれなりの認識が、情動に働きかけるからだ。

★**激しい動悸**を感じた……。「心臓が止まってしまうのでは……」と、死の恐怖であわてふためいてしまう……。そんなときは、「心臓は悪くない」という医師の診断を思い起こすべし。「心臓は大丈夫なんだ！　怯えることはないのだ！　動悸に驚いているだけなんだ……」と、「落ち着き思考」で冷静に振り返ってみたらいい……。そして、できるなら、動悸に合わせて歩行（仕事）を続けるべし……。

★仕事中（勉強中）に妄想様観念が浮かんできた……。いつもなら、その観念を別の観念でなだめる「やりくり思考」を駆使し、安心を得よう……とする。だがそのうち、「必要経費」を越えた無駄づかいの様相をおびてきた……。

こんなときは、「やりくり思考をしなければ安心が得られない」という習慣をみずから身（心）につけてしまった自分……に気づくべし。「バカげたことだ……いやな気分から完全に逃げようとしているだけだ……」と、もっともっと気づくべし。そして、「この観念は人（健常者）に話しても通用しない幻なのだ……恐怖する必要がない恐怖なのだ……だから、客観性を発揮してみてみよう……」と自分に宣言すべし。

★毎日の出勤途中、ある場所を通り抜けるとき、必ずと言っていいほど「往《い》きつ戻りつ」を数回は繰り返す……。これが毎日であっては、多くの通行人に気づかれてしまう……。だが、「強迫行為慣れ」のため、「みっともない！」という自覚も麻痺しており、「これは俺の特権だ！」とまでは思っていないにしても、平然（？）と往ったり来たりの奇異な行動をする……。

症状者よ、こんな場合は自分を客観視せよ！「何かおかしくはないか？通行人がどう思っているだろうか……」と、今は真面目に自分を見つめるべし。人に何と思われようともかまわない場合……もあろうが、「これは限度を超えた行動である」ということを、「客観性」を駆使し、精一杯に自分の心に言い聞かせるべし。

6 心身を動かせ！ そして働かせよ！

★「不安神経症だから……パニックになるから……家に閉じこもっているのが最善だ……」という考えは、克服を遠のかせることになる……。被暗示性が亢進しやすいのに症状のことばかり考えていると、健全な心の流れにならず、「心川」がゴミやチリで氾濫してしまう……。「心を流す」には、心そのものはもちろん、身体も動かし働かせるべし！ 心をマイナスの観念やマイナスの追求思考で満たさないためにも……。

健全な方向へ、どんどん心身を動かし、そして働かせよ！ そうすれば、「流れる心」に拍車がかかり、不安感も拡散をはじめるから……。

★**外出**に不安を感じても、「用事を済まさなければならない……」といった「必然性」があれば、症状者は外出せざるをえない……。一方、なんらの用事もない「ためしの外出……」であると、外出しようと思っても、「必然性」がないので外出をしない……。これが昂《こう》じると、やがては外出できないほどになる……。

それほど「うつ状態」の合併が診《み》られないのであれば、「必然性」がなくとも、短時間の外出をするとよい。そうすれば、何かが得られたような気がするから……。不安の中にも安心が得られれば、それは、心身を動かし働かせたことによる大いなる収穫なのである！

★身体を動かし働かせると、心も、その状況に応じて流れるようになるものだ。しかし、心身を動かし働かせてはいても、その合間に「強迫観念への関わり思考」を働かせては効果は低くなる。
ぜひとも、他のことへ気持ちを向けることを強く意識せよ！　いかにいやな観念でも、意識（とらわれ）を向ける回数が少なくなれば、そのぶんだけ執着の度合いも減っていくはずだから……。

★いやなこと、怖いことなどにこだわる強迫観念が次から次へと頭（心）に浮かんでくる……。そのたびに、それらを打ち消すために、何か別の観念を駆使して「やりくり」しようとする……。だが思うようにはかどらない……。すると、あせり、パニックになり、いやな結末の想起へとおちいっていく……。
こんな場合には、縁起が悪い気がするままでかまわないから、心身を建設的に動かし働かせることに終始すべし。考える（悩む）暇《ひま》もないぐらいに心身を忙しくしていればいい……。

要は、「心を流そう！」とする気持ちが必要なのだ。

7　自己憐憫《れんびん》におちいるなかれ

★症状者は、性格にもよるが、健康状態や状況によって、一度や二度は自分をあわれむ心理状態におちいったり、おちいりそうになったおぼえがあるものだ……。

外出した先で、言うに言われぬ「不安感」におそわれた……。それ以来、予期不安に駆り立てられ、「情けない自分、あわれな自分」を強く意識するようになった……。そのため必然的に、外出以外のことでも積極性が失われ、思考内容や行動も消極的になってきた……。そのため、自分の活動(生活)範囲もせばまり、日ごとにグチ、泣き言……を発するようになり、「あわれな気の毒な自分……」という思い込みが生活化されてきてしまう……。

こんな状態では、人が喜んで寄って(話しかけて)くるはずもない……。「なんとなく一人ぼっち……の気分だ……自分は何も悪いことをしたわけでもないのに……」と、心身ともに元気がなくなってくる……。

こんな場合には、「そのうちになんとかなるさ!」と、せめて「前向き思考」で生活してゆこう!　そして、次のように心を流せばいいのだ。

「自分をあわれんだところで、気持ちが明るくなるわけではない……外出先で不安になったことで怯えの感覚に翻弄《ほんろう》されているだけだ……そうだ、自分から進んでその不安を受け入れてみよう……数分でおさまるあの不安感……どうせおさまるのだから……、と思って慣れていけばいいのだ……それでいいのだ……」

★「いつ呼吸が止まるか……いつ心臓が止まってしまうか……などと、どうして苦しまなければならないのか……。こんな性格に生まれてこなければよかったのに……何も苦にならない性格だったらどんなにか幸せだったろうに……」と、泣き言ばかり吐く……。そして、あわれな自分、気の毒な自分……を理解してほしいという同情を求める心がめばえてくる……。

しかし、そういう考え方から抜け出さないかぎり、健全な「流れる心」とはほど遠い状態にとどまり、人生航路がせばまってしまう……。損なことである。

こんな場合は、こう考えてみてはどうだろうか?

「確かに、呼吸や心臓などにとらわれ、心配ばかりしていれば、それらのストレスによって他の臓器や血圧にはいい影響をおよぼさないだろう。しかし、心臓の動きなどは、意（意識）のままにならない不随意筋、つまり、意志とは無関係に動く筋肉によるものだから、何を悩み、何を恐れても、そういうことで簡単に機能が止まってしまうなんていうことはないし、ありえないことなのだ！　せめて、気が疲れるのが関の山なんだ！」

自分をくだらない観念から解放し、どんどん動き、働くべし！　自分をあわれむ必要はない。マイナス思考を返上してしまうべし。そうすれば、臓器たちも諸手《もろて》を挙げて喜ぶだろうから……。

★症状者によっては、前向きなあきらめの心境にいまだ達しておらず、強迫観念と強迫行為に翻弄されっぱなし……。

たとえば、いくら安心を得るためとはいえ、何十回も手を洗ったり、思いつきの観念でのやりくりをいやになるほど行なったり、「精神的重労働をともなう入浴」を余儀なくされてヘトヘトになったりすると、自分が情けなく思え、自己憐憫《れんびん》におちいってしまう……。

確かに、儀式（強迫行為）を済ませた直後は、「ヤレヤレ、これできれいになった……」と、安堵《あんど》の胸をなでおろす症状者……。しかし、その数時間後、あるいは翌日に、何かのきっかけでふたたび強迫観念にとらわれてしまった……。「あれほど用心していたのに……またもや強迫行為で精神の安定を得なければならない……」と恐怖におちいった……。そして「神も仏もいないのか……どうしてこんなに苦しまねばならないのか……」という思いに駆られ、泣きたくなってくる……。

だが症状者よ、ここで考え方を変えるべし！

「そのうちに強迫行為も軽くなっていくだろう……だから気を落とすまい！　生きる術《すべ》を失ったかのような自己憐憫にはまってはいけない！　心を流していけば、必ずなんとか道は開けていくさ！

私はそう信ずる……」

このように、心も身体も前向きに進めていくべし！

8 くだらない「方程式」は組むな

★不安神経症における儀式（強迫行為）は、強迫神経症における儀式とはかなり違うし、それほど異常的、奇異的なしぐさには見えないものだ。しかし、次のような、潜在的に強い執着性を秘めている場合は話は別である。

外出に不安を感じて仕方がないという場合に、「もし不安になったら、『心配ない、心配ない』と二回となえれば大丈夫！」とか、そうした対処法を書いた札《ふだ》をポケットに入れておき、「不安になったときに取り出して見れば大丈夫！」と決めている……。だが、このような「方程式」を組んで自己暗示に依存していても、日ごとに、ことあるごとに、その効果はなくなっていくだけである。

耐える、ねばる……という力が身（心）についていかないからだ。

「不安になっても心配ない！」と思う心は貴重だが、前向きな流れる心で生活していかないで、たんなる「お題目一辺倒」での弱気な行動では、一日に百回オマジナイ札をながめても「ご利益《りやく》」は望めない。

★症状者が症状をしのぎ、「安心」や「安全」を得るための方程式の内容は、千人千様である。大別すれば、観念（思考）のやりくりだけによる方程式（儀式）と、しぐさ（行動）をともなっての方程式がある。しかし強迫観念が強くなれば、方程式も複雑化し、異様な身の動きさえ見せるようになる……。もっとも著者である私は、いい感じでの克服途上であれば、いまだ妄想様観念に支配されて苦悩する「心」が絶対的な安全策として方程式を組まざるをえない場合があっても、その方程式を「必要経費」とみなして理解はするが……。

とはいえ、異様なしぐさ（行動）を人に見せない、観念だけによる方程式を身（心）につけた症状者の方が、異様な動き（強迫行為）をともなう方程式の症状者よりも症状が軽く克服が容易である……とは言えない……。

症状者よ！　オマジナイ（方程式）による目安（安心）をおぼえてしまっても、せめて今後の「新たな強迫観念」に対しては、方程式でごまかさず、そのままで「耐える」ことができる能力を身（心）につけるべし。そうすれば、症状を複雑化するのを防げるだけでなく、きっと克服力の体得につながるから……。

★方程式で一応の目安（安心）を得ることを身（心）につけてしまっているが、その方程式をいとも簡単に変える気持ちが持てるようになれば、いつかは放棄できるものである。つまり、簡単にしてし

まった方程式に不安を感じながらも生活ができれば、症状がよくなってきている証拠だ……という
ことをおぼえておいてほしい。
たとえば、「きたない！」という不潔恐怖に駆り立てられた……。いつもの方程式に従い、念入
りに手を洗う……。しかし、きれいになった気がしないので困ってしまった……。すると症状者は、
「石鹸を使って二回手を洗ったが、これから(今後)はこれを三回繰り返そう……そうだ、三回洗う
ことにしよう！」と、それが最善策であるかのように心に決めてしまった……。
そんな方程式はやめた方がいい！　なぜならば、それは「エスカレート心」であり、どうせ、さ
らに回数が増えるに違いないから……。

9 「病人」になりきるな

★誰も病人になりたいはずはない。もっとも、無意識的な疾病《しっぺい》利得の場合は話が別だが……。
不安神経症と強迫神経症に長い年月苦しんでいると、自他ともに「病人扱い」となるのは必至で
あろう……。だが、症状者本人は病人になりきらない方がよい。なぜならば、何をするにも「病人
意識」を前面に出しての行動におちいりやすいからだ……。何をするにも不安や強迫観念にとらわ

れるようになるからだ……。そうなると必然的に、思考も行動もにぶり、健全な「流れる心」の状態ではなくなってくる……。

★一人で留守番をすると不安になる……。たんなる甘え……というよりも、症状がそうさせているのだが……。そして、「私は不安神経症者だから……」ということを理由にして、家族がやたらに外出してしまうことに不満をいだき、「家族は私のことなど考えてもくれない……一人でいるのが不安だということを百も承知していながら……」と、攻撃的な気分になったりする……。

これではまさに、心の流れに、みずからがブレーキをかけているようなものだ……（うつ病を発症している場合は事情は異なる）。こんな場合には、次のように思って、あきらめてみたらどうだろうか？

「そうだ、あまり自分をいたわりすぎて過保護にするのはやめよう……留守番ぐらいは子どもだってできるのだ……留守番にも慣れるために、不安を感じたら身体を動かすこともしてみよう。『留守番』ができるようになるには留守番するしか方法はないのだ……あわてたのでは、隣り近所から笑われてしまう……」

心に余裕がないと思っても、精一杯に余裕があるようにふるまってごらんなさい……。テレビでも観ていれば、一日なんてすぐに終わってしまうから……。そしてこう思うのだ、「私はそれほどの病人じゃないのだ……自分でそう思い込んでいるだけだ！」と。

★強迫観念に翻弄されるつらい毎日……。そのため、行動範囲を限定してしまう……。「病人にできることはここまでだ……」と。気持ちはわかるが、これでは「症状者である！」という感覚に支配されすぎてしまっている……。

「初めに症状ありき……」、つまり「まずは症状のことを考える……」のではなく、「健常者としてふるまう」という感覚で生活できれば幸いである……。動きが少々ぎこちなくても、健常者の心の流れに従《つ》いていく日々でこそ、「流れる心」の実践者となれるからだ……。

★不安神経症者でも強迫神経症者でも、「もっと症状を理解してよ！　まったく無理解なんだから！」と、自分への理解を当然の権利のように主張するのは考えものだ……（気持ちはわかるが……）。一方、遠慮がちに言うのは、己《おのれ》の症状への対応策に気づいている証《あかし》である……。

★外出途中や出先で、**友人や知人にばったり出逢う場合**がある。そのとき、「最近、調子はどうですか？」という、症状へのいたわりをともなう挨拶があった場合には、仕方なしにでも聞き入れ、「おかげさまで順調です……」と、建前でもいいから機嫌よく応えることだ……。

だが、その際、「私は病人だ……」などと、訊《き》かれもしないのに病人であることを力説するのはやめた方がいい。まるで、不安感や強迫観念の積み立てをするようなものだからだ……。

不安や観念のくだらない「貯蓄」などはやめるべし。そのかわり、意識的にでもいいから、健常者感覚で「健全な話題」を提起できればしめたもの……。意識的ではあっても、そのような「流れる心」の状態に入っていった方がよい。

10 オシャレはとてもよい

★「オシャレをしたい」という心の流れは、健全な感情の現れであり、とてもよい。どのような症状者であっても、化粧や衣服、自然のいとなみなどに美的関心が大いに向くようであれば、それは病的なとらわれへの状態ではなく、本格的な「流れる心」への確かなるきざしであろう。

症状者よ！　「気分がよくなったら(症状がよくなったら)シャレっ気や美的関心も出るだろうが、今はそんなことをしても無駄だ！」と、マイナスの思い込みでの結論づけをしてはいないだろうか。今日は五月《さつき》晴れのいい陽気だ……。日差しがあたたかく心地よい……。樹々《きぎ》の緑が萌《も》え、色あざやかな花が咲き乱れている……。こうしたことを感じとれるならば、いかに心が病《や》んでいる今であっても、あなたの五感は正常であり、したがって「流れる心」を実感しての散策者となれるはずだ。人は、そうした境地に心身を進めてこそ、新たな気分が得られることもあるのだ……。オシャレも、しないよりはした方が、心の変化の動機づけになる望みがある……。

★オシャレへ気が向くのは、確かによいきざしである。一方、「少しでもプラスの気分が得られるかもしれないから……」と、多分に意識的にオシャレに気を向けていくのも、決して悪いことではない。

内（家）に閉じこもりがちな最近であれば、オシャレな衣服購入を目的とした外出刺激（ストレス）が、思いのほかの精神修養になる。そして、心がその小気味よい感覚を知ればしめたものである。

心も身体も外向きになっていけば、燦々《さんさん》と輝く太陽の日差しが恋しくなっていくのが人情であろう。それも「流れる心」による成果なのである。

11 症状に負けるべからず

★極端な「うつ状態」をともなわない不安や恐怖なら、逃げ腰ではなく……踏みとどまるか前進しようとする気持ちになるべし。

たとえば、**満員電車**の中でパニックにおちいったとしても、「私はどこも悪くない……乗っていれば目的の駅に着く……途中下車などしない……ましてや、決して引き返すことなどしないぞ！」と決め、心を前に流すべし。

★強迫観念に支配されたとはいえ、さらに自分なりに決めてしまった**「嫌いな道（場所）」**……。「そこを通ると洋服が汚れる……」という妄想様観念におそわれる……。

しかし、「怖い……」と思っても、「そんな幻なんてたんなる気分の問題だ！」と、挑戦的な気分でもいいいから通ってしまう訓練をすべし！　そして、今後もそれをつらぬくべし！　きっとその場所に慣れるから……。

★あらゆる場面で妄想様観念に翻弄されているとしても、「もう治らないのでは……」というマイナスの観念に支配されそうになったときには、それを打ち消すべし！　目の前が真っ暗になっても、「負けないぞ！」と希望的にねばるべし！　そして、「数日も過ぎれば、どうせ気分も落ち着くんだから……」というような、自分に都合のよい考え方をすればよい。

★「今、強迫観念に見舞われた……怖い……」と、あわてて「オマジナイ」（強迫行為）を行なったが、「どうしてもうまくいかない……何かが起きてしまう……」と怯えの心境におちいってしまった……。

こうしたときは、「これが病気なんだ、これが症状というものなんだ……ただそれだけだ！　実際には何も起きやしないんだ！　今できることは、症状は症状として受け入れる心境でいることだけだ！　今、この仕事をしつづけていくしかないんだ……それが症状に負けていないという証明なんだ……これでいいんだ……」と思っていればよい。

12 ストレスは発散せよ

★ストレスとは何かと言えば、それは外部の刺激にさらされたときに生ずる生理的、心理的防衛反応のことだ。だから、その刺激にさらされっぱなし、ストレスがたまりっぱなしであっては、心身に病的な変化を起こすものである。しかし、その対処の仕方や関わり方しだいでは、自己啓発や症状克服のための踏み台として味方にすることができる。ストレスを乗り越えてしまえば、ちょっとした刺激にも、やたらに自分を守ることに終始するという必要がなくなり、それに対する実力が身(心)につくことは間違いない。

要は、いやな感じ、苦になる感じ、不安になる感じ……などを未然に防ぐか、あるいは、それらを制してしまうかすればいいのである。つまり、ここでは、症状に左右されての計画性のなさ、自己管理能力のなさ、実行力のなさ、客観性のなさ、自信のなさ、思考や意志力の弱さなどが、ストレスへの対処にとっては問題なのである。

確かに、現代は「ストレス社会」であるし、複雑な人間関係ゆえに感情の乱れにおちいることは日常茶飯事である。そのため、葛藤や抑圧が生じ、心身にダメージを受ける……。

だが、ストレスというものは、決して一〇〇パーセントというわけにはいかないが、知恵を発揮すればコントロール可能なものなのである。しかしその一方で、最善を尽くしても、複雑な人間関係やOA機器などによるストレスは、ある程度は受けざるをえない……。

となれば、それなりのストレス発散法を会得するしか方法はないであろう。どういう方法を身(心)につけるかは、自分で考えることである。要は、自分流の知恵を発揮し、「流れる心」を実践すべし。つまり、趣味でもスポーツでもいいから、心にも身体にも楽しみを教えるべし……である。

★やたらに不安がると、その不安への対応のまずさが、「ストレスの渦《うず》」を倍加させてしまうものだ……。自業自得《じごうじとく》と言うべきか……。その場合は、ストレスの因《もと》から逃げないことが必要である。

★ある程度のストレスは仕方がないものだ。じょうずに解消するしかない。そのためには身体を動かし、気分転換をはかること。あるいは、マイナス思考で緊張や不安におちいるかわりに、プラス思考による実践で安らぎを得るのもよい。

★食べ物を充分にとれ！　睡眠を充分にとれ！　仕事や趣味に価値を見出せ！　予期不安に駆られるな！　神経疲労におちいるまで強迫行為をするな！　完全欲の発揮はいいが、完全癖《へき》にはおちいるな！

13　家族には感謝できた方がよい

★人への感謝はどれも、それがささやかな感謝であっても、へたな感謝であっても、他者肯定や、友好的、協調的、建設的、楽観的な心に満ちているものだと、著者である私は思いたい……。もっとも、利害がからむある種の「打算」に左右されての小さな感謝という場合もあるだろうが……。

不安神経症や強迫神経症に苦悩している最中の感謝の気持ちや人を思いやる心は、症状にとらわれての今ではあるが、何かよいきざしを感じさせるものである。では、感謝の気持ちや思いやりの心が持てるようになるには、何に気をつければいいのだろうか……？

何かにつけて「不安だ！　怖い！　強迫行為だ！」と症状者から聞かされ、また見せつけられつづける家族……。これでは、家族は朝から晩まで、症状者の理解できない妄想様観念に翻弄されているも同然である。だが、たとえそうではあっても、苦悩する息子、娘、妻や夫の姿を見れば、克服に協力（精神的援助）すべく家族愛を発揮しようとする……。

しかし、症状者の症状ゆえに互いの感情がかみ合わず、そのため軋轢《あつれき》が生じ、互いへの憎悪がめばえてしまった……。病む感情と精神的混乱をきたしての父や母、夫や妻たち……。こうなると、健常者をめざす症状者は、最悪の環境（生活歴）を経なければならない……。

だが、症状者よ！　専門的な正しい症状理解や、症状者が望むような共感力の発揮などできない家族に「症状を理解してくれるべき！」となじったところで、それこそ家族にしてみれば、無い袖《そで》は振れぬのである。

私の「体験の論理」からすれば、症状者がこうしたことを理解し、自分（症状者）に対する家族の協力に精一杯の感謝の念をいだき、できる範囲でそれに応えようとするなら、家族もそれに気づくものなのである。その家族の「気づき」こそは、なんらかの形で症状者への援助の中に表れるものである。

症状者も家族も、人間であるからには感情の生きものである。このアドバイスが少しでも互いの感情のバランスに寄与できれば幸いである。

★症状者よ！　症状に関する文句を言うときは言ってもいいが、症状に無関係の場面では精一杯に家族に感謝し、「点数」をかせいでほしい……。その実践こそは、理屈を越えて、症状克服に有利に還元されるであろうから……。これも、賢い「流れる心」への入り口なのである。

14 自分の五感を信ぜよ

★五感とは、視覚、聴覚、嗅覚《きゅうかく》、味覚、触覚のことである。つまり、目、耳、鼻、舌、皮膚といった感覚器官(五官)に対応する感覚である。

妄想様強迫観念に苦しむ「強迫神経症者」は、自分の五感を信じないようになることがある……。気分が五感を認めないのだ。その思い込みのため、症状者はますます症状の深みにはまってしまう……。

たとえば、真正の幻聴や幻覚でもないのに、「聞こえたような気がする……ぶつかったような気がする……」と、とらわれてしまう……。そのくせ、「本当は聞こえてはいない……ぶつかってはいない……」という正常な認識は持っているのである。

つまり、「被害者的な状態や不利益に自分が置かれてしまった……」という幻にとらわれてしまうのが症状なのである。そして、これが昂《こう》じると、観念のやりくりや強迫行為にいたぶられていく……。これは、症状者が自分の五感を信じられなくなっているからだ。

症状者よ！　「自分の五感を信じる！」という突破口が必要である。

★**視覚**が症状的な気分に翻弄されていると、なにげなく振り返って目（視界）に入った対象物にさえ「何だろう！　正確（完全）に確認しておかねば！」という反応をし、まさに症状の出番になってしまう。もちろん、客観的には（誰から見ても）完全に確認しなければならない状況ではないのに、である。

いくら病んでいるといっても、振り返った瞬間に「何であるのか」の判断はできているものである。それなのに、症状者なりのしぐさをともないながら繰り返し見直さざるをえないという強迫行為……。くだらないことである。

症状者よ！　なにげなくであっても、意識的にであっても、振り返って視界に入った物や人物をそれなりに認識できたら、「わが視覚は正しいのだ！　再度の確認の必要はない！」という、症状前の感覚の蘇生を「決意」せよ。わが視覚を信ぜよ！　その決意こそが、強迫行為の「返上」に役立つのだから……。

★これは視覚のみならず、**聴覚**（耳）においても然《しか》り。「聞こえたような気がする……」というのは、気分に翻弄されているだけだ。

人と話をしていて、先方の話の意味も口調もはっきりと認識できているにもかかわらず、単純に聞き直したくなったり、話の中に出てくる単語や語尾の調子などにとらわれてしまったりする……。しかし症状者としては、「わかっちゃいるがやめられぬ！」の自覚が充分なはずである。

こんな場合はぜひ、賢い川の流れを思い起こしてほしい。つまり、チリやゴミ……のような些細《ささい》なこと、すなわち自分から会話の中の言葉に執着するのをやめよう……という意志力を発揮すべし。次から次へと進む相互の会話の流れへ気持ちを向けるべし。かなり意識的な「流れる心」の活用でいいのだから……。

「自分の症状は自分で治す」ということは、こういうことなのである……。

★気分に翻弄された**嗅覚**の症状とはどういうものであろうか？　この症状は数例を挙げて述べきれるものではないが、たとえば、なんらかの動機で「そのにおい」が大嫌いになり、思い出しただけでも吐き気をもよおすという場合がある。

一般的には、人によって「いやな臭い」「よい匂い（香り）」はあるし、それらを感じたからといって神経症だということにはならない。ただ、「マイナスの追求思考」によって、「いやな臭い」から「いやな観念」が二次的、三次的……に生み出されていくと、健常者には理解できない異常なゆがんだ嗅覚を持つこともある。もちろん、これは、「気分の産物」のようなものである。あるいは、「イメージ的嗅覚」と言ってもいいもので、この「幻の嗅覚」によって実際に症状が喚起され、気分が悪くなったりすることもある。

「あの人は私の嫌いな臭いがする……あの人は私の嫌いな臭いのする物にさわったのだ……その手であそこにある物にもさわった……あれにもこれにも……いやな臭いがあらゆる物に伝染してしまった……」

こうしたマイナスの追求思考と、症状喚起の他人への責任転嫁を中止できれば、やがては「正常な嗅覚能力者」としての自覚がよみがえってくるはずだ……。

ぜひともみずから、「正しい嗅覚者」たらんとする意欲を持つべし。他人を自分の症状の巻きぞえにするなかれ。

★味覚に文句をつけるなかれ！　といっても、この言葉は、自分自身の心の問題についてである。料理の味つけは、料理人の腕前と食材でかなり異なるものだ。当然、うまい、まずい……の違いはあるだろう。だが、強迫観念が関わる「味覚」は、まさしく「妄想的味覚（知覚）」だと言える……。

出された料理に素直に舌づつみを打てばよさそうなものを、マイナス思考によって「まずい味わい」にし、嫌悪の食卓にしてしまう症状者……。これはちょうど、食事中に他の誰かにきたない話をしていやがられることを、みずからがみずからに対ししてしているようなものだ……。あるいは、まるで舌の先端に、強迫観念に支配された「出張所」を設けているようなものだ……。

この「くせ」によって、「食事のたびに胸に一物《いちもつ》を秘めながらの味わい」となると、何を食べても食べ物に心が向けられず、感謝の気持ちもなく、舌の感覚が麻痺したかのようになり、「惰性での食事」になってしまう……。

症状者よ！　せめて「マイナス思考による味わい」の習慣だけは放棄してほしい……。そしてできるならば、食べ物に感謝の念をいだこうとする心の流れになってほしい……。「味覚に罪はない……原因はおのれの心の内にあり……」と省《かえり》みられるならば、その心の状態はすばらしい……のですが……。

★**触覚**に関する妄想様観念……で苦悩する人は多い……。たとえ、どんなに賢い人でも、克服には年月を要する……。そして最後には、気力がものをいうものだ。

皮膚感覚が狂っているわけではないのに、強迫観念による影響で、あたかも皮膚が何かを感じとったような気がする……。そして、その感覚にとらわれて行なう強迫行為……。

「触れたくない物に触れてしまったかもしれない……きっとそうだ……この上着もズボンも……いや、シャツも汚れた……そう思えて（感じられて）仕方がない……早く家に帰ってシャワーを浴びないではいられない……もちろん、脱ぎ捨てた上着などは棄《す》ててしまおう……いや、洗えばいいかな……とにかく早く家に帰らなければ……」

このように感じ、強迫行為による事後処理方法のことでパニックにおちいる症状者……。他にも、人によっては、「ゴミの山に近づきすぎた……」「犬のフンを踏みそうになった……」「カラスが頭上すれすれに飛んでいった……」「汚れた作業服を着た人とすれちがった……」「殺虫剤の容器に上着のそで口が触れたかもしれない……」といった強迫観念に悩む……。症状者は、みずからの強迫観念が生み出した「嫌悪物へのニアミス（近づきすぎ）」で、想像以上の恐怖感におちいってしまうのである……。

症状の真っ只中にいて、嫌悪する人や物と実際に接触してしまったのであれば、全身を洗わずにはいられないという心理は理解はできる……。しかし、近づきはしたものの、あくまで接触はしていないという場合には、気分に翻弄されず、自分の触覚を信じてほしい。「……かもしれない」という症状的な気分にだまされないでほしい。

自分の触覚を信ずべし。あなたは、その能力を持ち合わせているのだから……。

15 気分に翻弄されるな

★「気分」に翻弄されず、「いい気分」で日々を送ることができれば、それなりの幸福感を味わうことができる。だが、強迫神経症でも不安神経症でも、症状的な気分に翻弄されれば、不幸な気分をいだくようになってしまう……。もっとも人間は、気分にもとづいて生きている！　感情にもとづいて生きている！　ような存在なのかもしれないが……。

しかしやはり、できるならば、少々の悪い気分になることは仕方がないにしても、いい気分で人生を歩みたいものである。だが、病的な気分に翻弄されることだけは願い下げにしたいものだ。

★先日、**外出**した際に、身体に器質的な異常はないのに、立ちくらみ（めまい）を感じた……。そのため外出のたびに、「また立ちくらみにおそわれるのでは……」と予期不安に駆られ、いやな気分になってしまう……。医師からは「少し疲れていたんでしょう……。心配するほどのことはないですよ」と言われているにもかかわらず、不安な気分に翻弄されてしまう……。
神経過敏、マイナス思考、被暗示性の亢進に翻弄され、一挙手一投足に神経をつかいながらの外出……。症状者よ！　このように心が動揺していれば、身体にも影響があって当然なのである。だから「不安な気分に翻弄されるのは誠にバカらしい！」と自分に言い聞かせてみよ。そして、次のような思考を駆使すべし。

「自分でつくった不安な気分などには、何の力もないのだ！　気分は気分としてあっても、かまわないのだ！　だから、どんどん外出することに決めた方が精神衛生上どれほどよいか知れやしれない……少しは気を強くしてみてはどうだろうか……つまりは、マイナスの気分にたわむれるのはくだらない……ということだ……」

★人生において、よい気分、悪い気分は、いついかなる場合においてもついて回る。だからこそ人生はおもしろいのだ。要は、気分に翻弄されきってしまわなければいいのである。

強迫神経症における強迫行為は、まさに**気分(症状的)に翻弄されきっている**姿である。著者としては「とらわれ気分」になるのも理解はするが、漫然とした「とらわれ気分」でいない方がいい……。そこから脱出しようとする気力も必要である。ある意味では、そうした「強さ」を持つことが望まれるのだ。

家の中で、そこを通るときは必ず距離をおいている……。本来ならば無意識に通れるようになった方がいいはずだが、なにげなくそこを通ってしまうと、決してそこに接触してはいなかったという自信を持てずに動揺してしまう……。克服がかなり進んでいる途上であっても、症状的感覚が、そうしたことを許さないのだ。するとすぐに「接触したのでは……汚れがくっついたのでは……」と不安や恐怖におちいり、自己を見失ってしまう……。これではまさに、気分の言いなりになっているようなものだ。

こんな場合には、「私の知覚神経は正常に働いているのだ！　接触すればすぐに気づけるのだ！　ニアミスなどもしていないのだ！　この感覚が正しいのだ！　私の気は確かなのだ！」と断定してしまうべし。そして、「まったく接触していない！」という顔をして、次の用向きやなすべきことに気持ちを向け、さっさとそこから離れてしまうべし！　そして、今後もそれをつらぬくべし！

★来客が苦で仕方がない……。最近、友人が訪ねてくると気分がよくない……。

これは、吐き気がするというような身体症状ではない。不潔恐怖のために、来訪者の一挙手一投足が気になるのである。つまり、「自分の聖域（自分で決めたきれいな場所や物）が汚れてしまう……安心できる場所がせばまってしまう……健常者（来訪者）に罪はない……そんなことは百も承知だ……でも来られては困る……」という気分が充満してきて仕方がないのだ。

こんな場合には、「気分の翻弄による考え」から抜け出すことが必要である。「来客がある……」と聞いて、マイナス思考に入って用心するのではなく、「来客は自分のためになるのだ！　なぜならば、苦手なことも慣れていけば、大したことじゃなくなるはずだからだ。来客に対して『逃げの気分』を発揮するのではなく、『なんとかなるさ！』という気でいればいいのだ！」と、前向きに受け入れるべし。そして、「来客に慣れることは、症状を克服していくことなのだ……」という「流れる心」を駆使すべし。かなり勇気のいることだが……。

★妄想様観念が浮かんできた……。いやな気分になってきた……。頭の中で「観念のやりくり」をしたが、思うようにいかない……。怖い気分だ……。なんとかならないものか……。

これまさに、いやな気分、怖い気分による翻弄である。こんなときは、あわてるのをやめるべし。どうせ現実味のない、くだらない幻なのだ……。なにもバチがあたるわけでなし。いっそのこと、気分なんて無視してしまえ！　落ち着いているふりをして、気分なんかには知らんぷりしていればそれでいい！　これができれば、しめたものだが……。

16 パニックに慣れよ

★症状者は「わが心身の破滅！　この世の終わり！」とも思えるほどの極限的な情動にゆさぶられるものである。だが、この情動は、大地震と同じように、いくら「揺れ」が大きくとも、時間がたてばおさまってしまう。しかし、こうした経験をすれば、おのずと、不安や恐怖という「余震《よしん》」が尾を曳《ひ》き、予期不安に怯えるようになる……。

いかなる神経症の発症も、動機があったにせよ、本人の素質がからんでのことであろう。しかし一生、予期不安やパニック（症状による狼狽《ろうばい》）から解放されないということはないのである。

症状の中で顕著なるものには、不安神経症であれば、パニック状態での動悸や呼吸困難、不意の不安感喚起などがある。また、強迫神経症であれば、観念のやりくりや、強迫行為の効果がない場合の怒りをこめた、物品の投げつけ、ドアの破壊、親への八つ当たり……といった、暴力をともなうパニック状態もある。もちろん症状者にしてみれば、こうした状態におちいるのは、自分の精神状態のバランスを維持するのに他に方法がないからである……。

そう！　パニック状態とは、心の流れが悪いことの現れなのである。

★心臓病でないとわかっていても、急に**動悸**がすると、あわててしまう……。自分の意志で直接的に動悸そのものを鎮めることは、もちろんできない。本人は「動悸なんて気にしない！」と思ってはみるものの、効き目がない……。さらにマイナスの自己暗示も加わり、パニック状態に拍車がかかる……。

こんなときには「来たな……」と、その動悸を受け入れてしまうことである。症状から逃げないのが一番だ。動悸を感じたままで、カラ元気でもいいから、心と身体を動かすべし、働かすべし！である。パニック状態を感知しても、それに慣れてしまうべし。何ごとも慣れてしまえば、それほどのことではないものだ。

★強迫神経症における強迫観念や強迫行為でのパニック状態は、不安神経症におけるパニックとはかなり違う。説明するのはむずかしいが、不安神経症におけるパニックは、その嵐が過ぎ去れば、青空が広がるような「さっぱり気分」になる。それほどの陰湿さはない。

だが、強迫観念や強迫行為におけるパニックの場合はそうはいかない。心的重労働としての強迫行為や、「観念で公式を解く」（やりくり）といった行為を行なってパニックの事後処理をしなければ精神の安定が得られない、という苦悩がともなうのだ。

パニックにはある種の発散効果があるのかもしれないが、パニックの前後の精神（心理）状態においては、まさに「自分を見失うのでは……」と、恐れおののいたりするものである。

症状者は、まったく生きた心地がしない……。だが、生きねばならない……。生への執着は強い……。だが、それでいいのだ。生きて「ねばる」しかない……。ねばるべし。

こうしていつか自分のパニック状態を客観視することができるようになれば、パニック中でも、それ以上のパニックにはおちいらないようになるものである。

17 「必要経費」（オマジナイ）は最小限にせよ

★不安神経症者が**外出**に不安を感じ、「大丈夫！　大丈夫！」という呪文（オマジナイ）をとなえるのは、安心を得るための「必要経費」と言えなくもないが、これはそれほど病的なものではなく、健常者にもありがちなことである。また、不安を打ち消すために縁起をかつぐのも、特にスポーツの世界で、さりげなく定着しているようだ。どちらも、オマジナイを何かをする際の励みにこそすれ、それによって生活が翻弄されてはいない……。他にも、国や民族によっては、オマジナイが生活習慣となって、文化の領域に入っていることさえある。

だが、強迫観念にもとづく呪文や意味不明の方程式による、安心を得るためのオマジナイ（儀式＝必要経費）は、生活をとどこおらせ、人生を暗くし、家族に大きなストレスを与えてしまう……。一度おぼえた儀式（強迫行為）の感覚は、執拗な執着性が離させない（執拗な執着性のために離せない）……ものなのである。オマジナイは急にはやめられない……。だから徐々に減らしていくしかない……。そのため私は、克服途上でやむをえずして行なう強迫行為のことを「必要経費」と名づけたのである。

だが、必要経費＝オマジナイに甘えすぎてはならない……。それをお忘れなく……。

★手が汚れた……ので、慎重かつ念入りに手を洗う症状者……。洗い方の順序を間違えてはならじ……と、真剣なまなざしと緊張感……をもって手を洗う……。家族も、話しかけるのを躊躇《ちゅうちょ》する……。邪魔が入らずゆっくり手を洗える……という味をしめすぎると、症状悪化というツケが回ってくる……。そのことを、症状者は知っているのか、いないのか……。

この場合、症状の悪化をもたらさず、むしろ症状克服に寄与する「必要経費」とは、具体的にはどういうものであろうか？

「一応は充分に手を洗った……」と今思ったのだが、疑念が湧いてきた……。「左手のここに石鹸をつけ足らなかったのでは……」と迷い、悩み、「いっそのこと、もう一度最初から洗い直した方が無難かな……」と、症状に負けた思考と感情におちいってしまう……。

こんな場合は、「これ以上、必要経費は使わない方がいいのだ！」と、さっさと蛇口《じやぐち》をひねってその場を離れてしまうことができれば、一応は「必要経費」の範囲でおさまったことになる。この実践こそは、症状（強迫行為）の抑制になり、克服にも必要なことである。そして、次なる用向きへ心身を向け、心を流していけばいいのである……。「経費節減」には、どんな場合、どんな症状であっても、少々の意志力が必要なのである。

しかし症状者よ、この段階にとどまって「よし！」としてはいけない。理想は、症状に関わる「必要経費」（オマジナイ）などは限りなくゼロであるべきなのである。

★外出のために玄関の**敷居**をまたいだ……。頭の中で「呪文」をとなえながらであったが、そのとき別の観念が割り込んできた……。頭の中が呪文でいっぱいになっている間に外に出なければならない！　にもかかわらず……。

割り込んできた観念を苦々《にがにが》しく思いながら、何度でもやり直し（出直し）、異様な目つきにさえなってくる症状者……。いい加減なところでやめればいいが、それができない……。「必要経費」の使いすぎである。

やり直しを「必要経費」の範囲にとどめ、いやな気分が残ったとしても、「出かけてしまえばなんとかなるものだな……」と、いつの日か実感できるようになればしめたものだが……。

★玄関の戸締まりをした……。ドアのノブを何回、何十回もガチャガチャさせて確認しても、その場から立ち去れない……。やっとの思いで離れたが、また引き返してしまう……。ふたたび、何回も何十回もガチャガチャさせて、ノブを引いたりする……。近所にも聞こえそうなくらいの音だ。

それに気づき、「変に思われちゃうかな……」と、急いでその場を離れる症状者であればいいが、変に「症状慣れ」している場合には、「少しぐらい変に思われても、戸締まりの確認こそが最優先」という感覚におちいってしまう……。

客観的にはまさに異常なしぐさだが、本人はそれほどとは思って(感じて)いない……。赤信号も渡り慣れてしまえば、自責の念も稀薄化し、悪びれなくなっていくようなものである。だから、ノブのガチャガチャも当然の権利であるかのように行ない、不本意ながらもそれが生活化(日常化)さえしてしまっている……。

症状者よ。この意味合いを充分に認識したうえで、「度の過ぎた必要経費」をなんとかしようという気持ちになってほしい……。そして、次のことを肝に銘じるべし。

◎気になるままでいいから、その場を離れてしまうべし！

◎ガチャガチャのしぐさは、人には予想以上に変に見えていることを知るべし！

18 「観念のやりくり」は中止せよ

★どうにもならないいやな強迫観念……。安心を得るため、無事でいるために、必死になって「観念のやりくり」をするが、思うようにいかない……。やがては、単純なやりくりだけでは済まなくなって、それが複雑化していく……。それで一応の平安は得られるが、あらゆる場面で「観念のやりくり」をする悪癖が身(心)についてしまう……。こうなると、「やりくり」をなかなか手放せなくなって、精神的中毒症状となり、半ば慢性的な状態におちいってしまう……。これまさに、流れの悪くなった心の状態であり、このままでは健全化への道とは逆行し、ますます「とらわれの権化《ごんげ》」と化してしまう……。

さて、この場合、どんなふうにして「やりくり症状」から抜け出したらいいのだろうか？

それはもちろん、みずからの意志力でやめるべきである。と言っても、それができないから症状なのである。しかしこんなときには、「やりくりをしないと最悪の事態が起きる！　恐怖がおさまらない！」という妄想的な思考を放棄すればいいのだ。その結果、「予期した最悪の事態など現実化しなかった……」ということに直面すれば、「何も起きやしないじゃないか……」と、自分を信じられるようになるだろう。

ここでの教訓は、「この程度の恐怖は、自分なりに、いつかは突破するしかない……」ということだ。人は誰でも、何かを乗り越えてこそ強くなれるのだから……。

★予期せぬときに邪魔な観念が入った（浮かんだ）……。すると、条件反射として、すぐに「やりくり」をしたくなる、いや「せねばならぬ」という心境になってしまう……。
こうした場合は、ここで「待った！　やりくり待った！」と自分に宣言し、すぐに他の用向きや先方の言葉に気持ちを向けてしまえばいい。それも、かなり意識的でかまわないのだ。そうすれば、不安な観念の拡散へと導かれるはずである。そのような能力者に、ぜひともなってほしい。

19 観念に振り回されても予定を変更するな

★頭に浮かんだ強迫観念には、たんに自分が「きたない！」とか「いやだ！」と決めた（とらわれた）内容のものもあれば、客観的に見ても「縁起が悪い！」と思われるような内容のものもある。しかし、どちらの種類の観念であっても、「観念のやりくり」ではどうにもならず、予定していた用向きを変更したり中止したりする場合がある。どのような動機であれ、症状者としては、望まぬながらも、マイナス思考やマイナスの自己暗示のために恐れおののくしか策がない……現在なのだ。もしそうであるならば、たとえどんなことが頭に浮かび、観念のやりくりをしようと、その日の予定は変えないことだ。そうすれば、観念によって行動を支配される……ということをやめられる。

要は、「予定を変更したり中止したりしなくても、なんともない！」とわかればいいのだ。それには実践が必要である。

★デパートにワイシャツ（ブラウス）を買いにいく（出かける）予定を立てた。だが当日、「**買物**」に行く際に絶対に浮かんではいけない「観念」が浮かんでしまった……。

症状者よ！　もしそうした観念が浮かんでも、買物中止の決断をしないようにせよ。それにはやはり、人によっては、プラスの観念の力添えが必要だろう……。そこで次のように念じ、その言葉を信ずべし。

「自分に都合の悪い観念は決して頭（心）に浮かべない……ということにとらわれるのは損なだけである！　そんな観念など浮かぶはずがない！　浮かぶなら浮かんでみろ！　たとえ浮かんだとしても、買物をするという健全な行動を阻止《そし》する力など、そんな幻の観念にあるわけがないのだ！　その証拠に、そんなことで人生がダメになった人の話など聞いたことがないし、そんな理論も存在しないのだ……心の流れを悪くしなければいいのだ……『流れる心』でいこう……そうすれば心がにごることなどない……それで症状も治っていく……」

★テレビを観ていたら、**いやなニュースや映像**が目に飛び込んできた……。母親から「ごはんだよ、おいで」と呼ばれても、いやな画面や言葉にとらわれてしまい、頭の中で「観念のやりくり」をじょうずにしないと身動きできない状態におちいってしまった……。あせる症状者……。母親が再度「ごはんだよ……」と声をかけてくる。症状者は、「わかったよ！　うるさい！」と返答し、必死の形相《ぎょうそう》で「観念のやりくり」を始めるが、「必要経費」の度をはるかに越えてしまう……。

症状者よ！　気持ちはわかるが、くだらない方程式に取り組んではならない。そのかわりに、「いやなニュースや映像は、未来永劫《えいごう》決してとだえることなどないのだ！　それらをありのままに冷静に、客観的に見聞きする能力者になるしかないのだ！　それにはまず慣れることだ！　ニュースとはそういうものなのだ……」と念じ、健全な「流れる心」を駆使すべし。

そうなのだ！　この例で言えば、さっさと母親の呼びかけに応えてテレビを離れるべし。さっさとごはんを食べる実践に入るべし。頭の中の整理云々《うんぬん》、やりくり云々はまったく無視して、ごはんやオカズを食べることに心を流すべし。「そのうちに、うまくいくようになるさ……」と思いながらでもかまわないから……。

そして、外出のための身支度《みじたく》でも始めてしまいなさい。頭（心）の中は行き先や用向きのことなどでいっぱいにして、「遅刻しないように……人を待たせないように……」ということに心を流すべし。少々急ぎの心の状態でもかまわないから……。

20 「とらわれ」はどうすれば拡散できるか

★不安や恐怖の喚起は、心を病んでいる者にかぎらず、健常者にも必ずあるものだ。違うのは、その不安や恐怖が、誰にでもある一過性のものか、執拗で異様な症状的なものかである。

不安や恐怖へのこだわりやとらわれは、不安神経症者と強迫神経症者では、その執拗度(執着度)が違ってくる。もちろん、強迫神経症者であっても、そのこだわり(とらわれ)の度合いは、健常者や不安神経症者のものと同程度であったり、もっと軽い場合もある。

ここで注意すべきは、とらわれの症状は強くても、自分がとらわれていないものに対しては、他人がそれにとらわれていても関心が低いということである。つまり、自分(症状者)にとって関心がなければ、他人の不安や恐怖などは大したことはないのである。自分の症状はつらく苦しいが、自分がとらわれていない他人の症状はどうでもいいということなのだ。

★この世の精神的地獄を思わせるようなとらわれによる質の苦悩は、不安神経症者にはほとんど診《み》られない。不安神経症者は、予期不安に駆られる（こだわる）ことはあっても、執拗な強迫行為がないぶんだけましである。

それでも不安神経症者は、自他の一挙手一投足や「観念の出入り」のたびに強迫観念で苦悩し、強迫行為に明け暮れるようなことはないにしても（強迫神経症への移行中の場合は別にして）、つねに一喜一憂し、四六時中、不安を量る秤《はかり》の上で針を揺らしながら予期不安を起こし、みずからその針を大揺れにさせている。しかし、これもいつかは越えねばならない峠なのだが……。（不安神経症におけるこだわりの拡散法についてくわしく知りたい方は、拙著『不安神経症は治る』を参照のこと）

★来春、田舎《いなか》で結婚式を挙げることになった姉……。彼女を祝うためにも、必ず式に出席しなければならない妹（弟）だが、今、不安神経症でつらい……。

新幹線に乗れない……。**遠出**は家族といっしょでも不安だ……。挙式の日までまだ十ヵ月もあるのに、予期不安と恐怖に駆られている……。閉ざされた新幹線の車内……。遠い国へ旅立つような気がしてならない……。その個々の状況や思いにマイナスの観念が幅をきかせ、こだわりやとらわれの観念が具体化されて脳裡《のうり》にこびりついていく……。今日、明日の生活において、地に足が着かない心境だ……。

このように、被暗示性が亢進し、心の揺れにますます拍車がかかってくるような場合は、プラスの観念の出番であり、あきらめの心境になるしかないのである。もっとも、「観念のやりくり」でいつも納得できるような心の安定が得られるとはかぎらない……が、「答え」が見つからず、揺れる心の状態でも、計らい(やりくり)をせずに、次のように心を決めてしまうしかないのである。

「来年のことに今からとらわれていても何の益もなし！　来年のそのときになったら、そのときなりに対応するしかないのだ……その頃には、なんとか道が拓けているかもしれない……そのためには、毎日『流れる心』を駆使して生活し、建設的、生産的、創造的な力をつけていくしかないのだ！　そうすれば、きっと今よりも精神力がアップして、今の状態を越えた適応力が身(心)につくはずだ……」

　つまり、「来年のことは来年になってから対応するしかない！　なんとかなるさ！　なんとかするさ！　来年は来年の話さ！」と腹を据《す》えてしまうのも、立派な、こだわりやとらわれの拡散法と言えるだろう。

★強迫神経症では、「とらわれ」こそが克服への最大の難関である。しかしだからといって、決して打つ手なしということではないのである。
　要は、完全癖をともなう「とらわれ」の執着度をゆるめればいいのだ。確かに症状者にとって、今となっては、完全癖は持って生まれた素質のようなものではあるが、克服のためとあらば、最善なるコントロール能力を発揮するしかない。「流れる心」がもたらしてくれるエネルギーを使って、ひたすらじょうずに修行すれば、必ずや報われる。修行が進めば、「流れる心」の川はますます幅も深みも増してきて、やがては少々の「とらわれの対象物」が流れてきても、症状的な川の姿におちいることはないのである。なぜなら、無限の心的エネルギーの力が発揮されるからである。

とらわれの拡散はむずかしいに違いないが、克服せんとする意欲は、きっといつかは、とらわれを制するであろう。ただ急いだり、あわてたり、やりくりに夢中になったりしても、それは、健全な川の流れの姿に反することを肝に銘じておいてほしい。

★重度のとらわれの拡散には、どういう方法があるのだろうか?

ある症状者が、長時間かけての強迫行為をやっと終えた……。しかし、強迫行為が不充分だったように感じることへの「ぶり返し的な強迫観念」が迫ってきた……。いつもなら、たとえまた一時間かけても、最初から強迫行為をやり直さずにはいられない……。「さて、どうしようか……思案のしどころだ……」と悩む症状者……。実は、この段階こそが「流れる心」の出番のときなのである。

こういう場合は次のように思ってみよ(思えるようになってみよ)。

「強迫行為はやがては、もっと少ない時間で済ませられるようにならなければいけないのだ! それにくらべたら、今の儀式は充分すぎるのだ! これで大丈夫なのだ、充分なのだ! ということは、これ以上の神経疲労におちいらなくて済むということだ! ありがたい! これ以上儀式をやる必要はない！　そうだ、そうだ！」

こうした思考を駆使し、どんなことがあっても、一時的にせよ、とらわれから離れてしまうべし。ここが肝心である。すぐに他の用向きに心を流すべし。ぐすぐすせずに行動せよ。

この力が身（心）につけば、強迫行為は意外と組みしやすしという独特の克服感覚を得るであろう。ただ、この力は実践の心理的、物理的（身体を動かす）な苦労を通して手中にするものであり、手にするまでは辛抱して待つしかないが、その間も「流れる心」だけはお忘れなく……。

Ⅱ　「流れる心」を実践しよう

21 強迫行為の落とし穴にはまらない方法

★強迫神経症だからといって、必ずしも強迫行為をともなうとはかぎらない。いかに症状者といえども、この行為は知らない（味わっていない）方がいい。といっても、強迫観念だけで苦悩している人に、「強迫行為を味わっては駄目だ！　強迫行為に入っては駄目だ！」などと、強迫行為にあらかじめ用心しておいた方が賢明だ！　と言っているわけではない。そんな「とらわれ心」では、逆効果というものだ。私が言いたいのは、強迫行為とは「計算外（予想外）」のところでというか、なりゆきというか、いつのまにかそうした儀式に入っていってしまうものだということである。

ならば、強迫行為の落とし穴に完全にはまらないようにするには、どのような認識と心構えが必要だろうか？　それには、強迫観念に押し切られる（翻弄される）のではなく、気力をもって踏みとどまる心の働きが必要になるのである。つまり、強迫行為の気配を感じても、その領域に足を踏み入れることなく、こちら側（強迫観念）の領域内だけで克服できてしまえばいいということだ。それには、儀式（オマジナイの方程式）を組むことは絶対にしないで、迫る観念を流し去るような心の働きになることである。とらわれているが、あたかも、とらわれていないかのように見える身のこなしを、周囲に示しつづけることである。

そのためには、意識的に心を流すことから入るもよし。プラスの観念の勢いを得て、とらわれの拡散に入るもよし。一番よいのは、苦になる強迫観念にいっさい関わることなく、すたこらさっさと心身を動かし働かせ、仕事や趣味や外出など、向けるべき用向きに意識を向けつづけ、そのうちに半日、一日が過ぎてしまうことである。

次の日の朝、またもや前の日の観念がシャシャリ出てきても、同じようにさっさと身支度をして、その日の用向きに意識を向けて一日を過ごしてしまうべし。そしてその後も、このような前向きな実践を積み重ねていくことが必要である。そうすれば、そのうちには、症状（強迫観念）への恐怖もとらわれも小さくなり、健常者の健全な感覚に限りなく近づけていくものである。

するとやがては、強迫行為の落とし穴……とは、かなり無縁な心理状態に置かれるはずだ。あとはただ、健常者とともに生活していけばいいだけのことである。できればグチや泣き言を口に出さずに、である。

22 途方に暮れるなかれ

★万策尽きた……。思案に暮れている……。頼るすべもない……。八方塞《ふさ》がりだ……。こういう状況におちいり途方に暮れることは、心の病にかかっていなくても、人生には従《つ》いて回るものである。しかし、少しでも順応性や適応性がありさえすれば、たとえ重度の神経症者でも、こうした状況を難なく乗り越えられる、というわけではない。

不安神経症であれ強迫神経症であれ、意識力(顕在力)こそは、克服への水先案内人であり船長であるが、たとえその力を駆使したとしても、大海(心)の大波(症状)の力は強く、容易には接岸できない……。船長には安全航海への知識や決断力が必要である。その危険に動揺しかねないような大波(不安感や恐怖感による症状)にいかに見舞われようとも、少なくとも見かけは、落ち着き思考と行動力で対応しようとする精神力が必要なのである。「いつも最善を尽くすしかない……」という信念には、途方に暮れている暇などないのである。

私がつねに言っていることだが、「最善を尽くす! こと以外に最善はなし!」である。冷静さと客観性をもってみずからが置かれた状況を見極めたうえで最善なる対応(最善策)を考え、それを実践するしかない。たとえ、一ミリでも二ミリでも前進すればいいのだ。それこそが、途方に暮れる中での「流れる心の道づくり」だと言えるのである。

ちなみに、健全な川は途方に暮れることのおろかさを知っているからこそ、せっせと、みずからを流し流れつづけているのである。だから健全な川は、酸素欠乏にもおちいらず、「ダメ川」にもならず、小さな命(魚)を育《はぐく》めるのだ。

★用事ができたので、外出しなければならない……。しかし、不安症状があるので、そこへは行きたくない……。用向きからして、代理人を立てるわけにもいかない……。いくら考えてもよい知恵が浮かばず、途方に暮れてしまう症状者……。心の行き先が見つからず（決まらず）、不安喚起に拍車がかかってくる……。

これでは、流れの悪い心の実践を行なっているようなものであり、症状の克服にブレーキをかけてしまう。ここで「あなた」に、「特に重病ではない……」という自覚があるならば、プラスの自己暗示の勢いを借りて外出することに決めてしまえば、即座に用向きに向かって心は流れはじめるだろう。そうすれば、途方に暮れる意味がなくなっていくものだ……。この積み重ねの果てに、「不安」を理由に外出をとりやめるという「逃げの行動ぐせ」も治っていくのだ……。症状ゆえに途方に暮れることがあっても、その時点での最善を尽くすべし。そして「流れる心」を会得すべし。

★ふたたび、いやな強迫観念にとらわれてしまった……。つい今まで、さっきの強迫観念を「忘れた」かのような気分で安心していられたのに……。再来した悪夢は、少しぐらいの「観念のやりくり」やオマジナイでは収拾がつかない……。儀式が通用しない……。頼る方法がない……。みるみる不安定になる心の状態……。途方に暮れる症状者……。停滞した心に葛藤や恐怖が渦巻き狼狽《ろうばい》する……。こんなときは、どうしたらいいのだろうか？

いやな強迫観念は、いろいろと姿を変えて出てくるので、これでおしまいということはない。だから、強迫行為の力が効果をもたらそうともたらすまいと、あまりその儀式に期待しすぎないでいれば、落胆も少なくて済むというものだ。このことがわかっていれば、途方に暮れることもない。つまりは、心を迷わさなければいいのだ。

それには、たとえば仕事や家事、あるいは趣味など、心を向けるべき対象をさっさと決めてしまえばいい。自分の生産性や創造性に磨《みが》きをかけていく過程の中でこそ、大いなる克服の気に触《ふ》れうるものだからだ……。建設的な「流れる心」をぜひ実践すべし。

23 感謝する心は貴重なり

★真に感謝できる能力をあらゆる場面で発揮し、それを充分に言動で表出することができる人は、健全な心の持ち主だと言えるだろう。かといって、怒りや悲しみの素直な感情を抑圧し、いつも笑顔でいなければならない、いつも肯定的でなければ絶対にいけない……となると、それもストレスになる。とすると、「人間は感情の生きものなのだから、心のバランスはある程度保たれていればいい」というそれなりに客観的な人生観や価値観を持つことも、健康的な考え方だと言えるだろう。

心の豊かな人は、感謝が健康にいいことを知っているから、それを実践する。だが、心が病んでいる間は、一時的にせよ、感謝するためのプラスの感情喚起が稀薄になってしまう……。感謝の念をいだくエネルギーも低下し、他人を思いやるエネルギーの出番などなくなってくる……。

「感謝することが心の特効薬」であるならば、人の好意や善意、協力、理解を受けたときには、「感謝をしよう……お礼を言おう……ありがとうの会釈《えしやく》をしよう……」という認識をいだくようにしたらどうだろうか？　それらの実践を積み重ねていけば、きっと相手の心にそのプラスの感情（善意）が通じ、己《おのれ》の受容器（心）も確かなる手ごたえを知るであろう。そうすれば、人間関係にもふたたび交流のきざしを感じるようになり、自分の症状的な心のブレーキが解除されていくはずだ。また、心の流れも日ごとによくなり、こだわる心、とらわれる心……も、なんとなく薄まっていくことに、やがては気づけるようになるだろう……。

こう考えて実践するだけでも、その心的エネルギーによって不安神経症も強迫神経症もかなり癒《いや》されていく……と、著者の私は信じています。

★**電車**に乗るのが怖い……。といっても、症状者によって、対人恐怖、閉所恐怖、失神（卒倒）恐怖、血圧や心臓への不安、その他千人千様の妄想様観念による怯え……と、その理由はさまざまだ。しかしここでは、「電車は扉（ドア）が閉まる……逃げ場がない……」と、パニック的な思考におちいり、乗車してからも怯えつづける症状者……としよう。

こんな状況におちいりながらも「感謝する心」の出番（余裕）などあるのだろうか……？　当然の疑問である。感謝の念を喚起するきっかけづくりは簡単である。老人に席をゆずる、あるいは、ちょっと移動して座れるスペースを空けて（つくって）あげる。その善意を感じた（受けた）相手は、それなりの感謝の態度を見せるであろう。その感謝の気を受けた「あなた」は、攻撃的な気持ちになるはずがないのである。むしろ、ある種の満足を感じるのが自然であろう。

健全に安定する自意識……。相手との心の交流……。心がなごむ……。こうした流れに意識的に入ったにせよ、「つくられた（つくった）動機」であっても、健常者との健全な感覚での交流に満足感を得る……。そして、健常者たりえる自分の心にいつも「感謝」してみよ。きっと、周囲の人々や強迫観念への用心と執着も薄れていくはずである。

人を思いやっての親切心……。情け（親切）は人のためならず……、自分のためになる……。期待していなくとも、その情けは己《おのれ》に還元されてくる。症状を直接的に治そうとしなくても、健全な「流れる心」を実践していさえすれば、やがては癒されていくものだ！　こう言っても、決して過言ではないだろう。

★不潔恐怖で苦悩する息子……。自分（症状者）の妄想様不潔感覚の理解や共感などは、いかに愛情深き両親といえども、まったく不可能に近い……とはわかっている……。一応は知的理解ではそのように思える息子だが、油断をしようものなら地獄の苦しみともいうべき苛酷《かこく》な強迫行為を余儀なくされるので、症状の喚起に気を許さず、監視をおこたらず、全身が警戒心で凝《こ》り固まってしまっている……。

一家団らんの願いなどは二の次、三の次であり、家族に感謝する余裕などはなく、否定的、攻撃的、破壊的な言動で対応（対決）したりする……。そのため、ますます強迫観念や強迫行為が悪化し、社会生活適応能力が衰退の一途をたどっていく……。これも、流れの悪い心が露呈した状態だと言えるだろう。

こうした症状者にとっては今、どのような感謝の方法があるのだろうか？　よほど鬼のような親でないかぎり、理解や共感を暗に求めようという少々の打算（計算）をともなうかもしれないが、感謝の念をいだけるようにはなれるものだ。もっとも、これは、苦悩のさなかという状況（状態）での唯一の選択肢かもしれないが……。

★乾いた洗濯物をたたんでいた母親が、うかつにも、息子が指定するいつものところ（症状者が決めた「**きれいな場所**」）へ置かず、それ以外の畳《たたみ》の上に積み重ねてしまった……。それを見た重度の不潔恐怖症の息子は激怒し、母親に全部の洗い直しを命じた……。母親は感情的になりながらも、「息子は病気だから仕方がない……」と自分に言い聞かせながら、全部の洗濯物をもう一度洗濯場に持っていった。そのうしろ姿を見送る息子（あなた）は、健全な感情では「決して意地悪な母親じゃない」とわかっていながらも、症状に押し切られて無理を言う……。「人格破壊」をきたしているわけではないから、その自覚は充分にある……。

　こうした症状者は、このまま強迫観念に翻弄されつづけて何年も何十年も過ごさなければならないのだろうか……？　それとも、その何分の一、何十分の一かの年月で克服できるのだろうか……？

　前向きな思考によって感謝の念がいだけるようになれば「治さずに治っていける」、つまり、症状にとらわれずに治っていくという自分の神秘の力に気づけるはずだ。だから著者である私は、「感謝の心は、みずからの心を救う……」と信じ、あなたに、そういう意味での「流れる心」のエネルギーの始動もお勧めしたいのだ。

　さて、息子（症状者）の命令どおり、笑顔でせっせと洗濯物の洗い直しを始める母親などほとんどいない。もしいれば、精神的援助がいかなるものかをはき違えているのであり、あなたの症状の悪化を助長させてしまうだろう……。

「機嫌を悪くして洗い直しを始める、その仕方なしの母親の『言外の言』や態度にこそ克服に役立つ愛情がふくまれているのだ！」ということに、もし気づける症状者（あなた）であれば、素直な「流れる心」の駆使ができる人として、私はいかに喜ばしく思えることか……。

　そこで、こうした場合には、決して自己憐憫や過剰な反省で陰気になるのではなく、次のように思ってみてはいかがであろうか。きっとあなたの感情は、感謝の念を今までよりも発揮するであろう。そして、みずから、そうありたいと願う気持ちを忘れないでほしい。

「母親がいやな顔をした！　当然だ、自然な感情だ！　間違ってはいないのだ！　母親こそは、社会における健常者感覚の代弁者だ！　母親の感情は社会生活適応に役立つのだ。何だかんだと言いながらも症状につきあってくれている母親……申しわけない……なんとか洗い直しをさせないようにしなければ大切な母親が参ってしまう。親孝行どころか親不孝をしているのだ、オレ(私)は……。洗い直しの要求は、せめて積み重ねた一番下の、畳に直接触れた物だけにしよう……次からはそうしよう……そのうちには、それすらもしないようになれればいいなあ……」

こうした母親への感謝の念と、精一杯の反省の念をいだいてほしい。それらの心を駆使した後日や後年には、洗い直してもらわなくても、どうにかいられる自分になれていくものだ。

感謝の心こそは、症状の抑制力であり、心の特効薬と言えるだろう。

24

したたかになるべし

★したたかになれ！　と言っても、人をあたかも敵のように思い、否定的、攻撃的、破壊的な態度で関わってもかまわないから強くなれ！　という意味ではない。症状に負けず、弱音を吐かず、不安や恐怖に打ちのめされず、孤独感におちいらず、うつ的にならず、いつも希望を失わずにいられる心の状態でいてほしい、という意味である。

これは無理な注文のように聞こえるかもしれないが、「そのようにありたい！　ねばり抜くことにする！」と心に決めてかかる日々であれば、やがては「どうにか道は拓けるものだな……！」と、それなりの確信をいだけるようになる……。そう期待していいのである。

では具体的には、したたかさを発揮するとはどういうことであろうか？

今、症状ゆえに礼儀や常識を欠くことが日常茶飯事であり、どうにもならないでいる……。しかし、自責の念に駆られすぎないためにも、気を強く持たねばならないときもある。といっても、決して胸を張っていばるということではない。したたかになるというのは、克服のために、また生きるために絶対に必要な、症状者（重度）にとっての精神的、心理的な「必要経費」の行使も、自分自身甘んじて受け入れよ、ということである。わかりやすく言えば、不本意ながら心理的（精神的）な迷惑を他人にかけてしまっていても、それを承知しているが、その一方で自分を駄目にしないでいられる根性（気力）を持てる人間たれ！　ということだ。これが「したたかになる！」ということなのである。

★一人で留守番をすると不安で仕方がない！　**一人で買物**に出かけられない！　と悩む症状者……。いつものことで家族に迷惑をかけている……。家族を自分の不安の巻きぞえにしているので、本人は申しわけないと思いつつ、ついそうした状況を前にすると、いっしょにいて（出かけて）くれるよう必死になって哀願する。ときには、かなり指示的なこともある。

この場合、したたかになれ！　といっても、家族にどんどん命令し、顎《あご》で使え！　ということではない。まるで「この世の終り」であるかのように落ち込むのではなく、ときには精一杯の意地を見せて、「いいよ、一人で行ってくるよ！」と外出するのも「したたかなふるまい」であり、「平気だよ！　留守番してるよ！　そのかわり早く帰ってきてよ！」と強い口調で言うのも、したたかになるということなのである。つまり、一人で対処できたということをときおり体験すれば、たとえ演技的な「強がり」だったとしても、その種の不安克服にはかなり効果があるのである。

★すでに十年という長い年月、医師の指示で薬を飲みつづけているが、まったくよくならない。しかし、重度の強迫神経症が薬だけで治るなどとは専門家も思っていない。精神（心理）療法が必要なことは当然である。そして、自分の力で克服していくしかないのも事実である。

複雑な妄想様観念で苦しんでいて治り方もわからないと、症状者はすっかりこの世の精神的地獄に置かれてしまう。克服途上で何度も挫折し、失望し、それでもなお這い上がろうとしてもがく……。そして何度もアリ地獄に沈むが、また懸命に這い上がる……。だが、今もって社会生活不適応状態にいる……。こう考えれば、弱音を吐いて当然かもしれない。だが、弱音を吐いているだけでは克服はできないのである。

となれば、考え方を変えて、したたかさを身（心）につけることが必要になってくる。「まだまだいける！　これぐらいで音《ね》をあげてたまるか！　ねばっていればなんとかなるさ……」と前向きに心を流し、「とらわれ」からの解放をめざしてほしい。それには、心身を動かすべし、働かせるべし……である。症状（強迫観念）のやりくりばかりしないことだ。「症状と闘うよりも、たとえ症状があっても前向きな思考と実践を行なって生活していくのが必要なのだ！」と思えるようになることも、したたかになる……ということである。「初めに症状ありき……」と考えて、まず症状のことを優先させるのではなく、「初めに今日やるべきことありき……」と考えるのが克服への道と知るべし。

25 自力克服への意欲を持つべし

★心理療法を受けても、家族の精神的援助を受けても、自分への信頼感をいだくことは必要である。そうでなければ、必然的に依存性も亢進してくる。他力一辺倒ではなく、やがては自律（自立）心を持たねば克服はありえない。

不安神経症であれ強迫神経症であれ、ほどよい気力は欠かせないものである。しかし、意識ではそれをわかっているものの、症状者はつい、「病気」（病人）でいた方が都合がいいという気になってしまったりする。すべての症状者がそうだとは言わないが、「働かなくていいから！ 人（家族）から大切にされるから！」と、疾病利得的になる人が多いのも事実である。

マイナス思考のかわりにプラスの思考をいだこうとするのも、人に変に思われる行為をやめようとするのも、強迫観念や強迫行為に翻弄されないようにしようと思うのも、みな「克服への意欲」の証明だと言えるだろう。しかしときとして、その意欲をくじかれそうになったり、わかってはいても泥沼へ入り込んでしまったりする。だが、その意欲を完全に放棄しないかぎり、克服の望みは充分にあると言えるだろう。

★一人での外出に不安を感じるようになって五年がたっている……。近所の買物にはどうにか行けるが、徒歩で二十分、あるいは電車でひと駅の距離なのに不安で仕方がない……。「家族同伴か、近所の奥さん（主婦の場合）といっしょでなければ絶対に行けない……」と、半ば信じ込んでしまっている……。

しかし、「こうした観念に翻弄されるのは、気分が大きく行動を支配してしまっているからだ……行けるはずだ……」と、たとえ急ぎ足になったとしても、あるいは生きた心地がしなくなったとしても、自分の心を外出へと誘い出そう（仕向けよう）とする心理状態になったならば、それは「自分につきあわせてばかりいては、その人も迷惑だろうし、自分のためにもならない……」と気づきはじめた証《あかし》だと言えるのである。つまり、少々おっかなびっくりであっても、「一人で行ってみようかな……」と思えるのならば、それは立派な克服意欲の表れだと言えるのだ。

「ちょっと勇気を出して、一人で外出してみよう……！」という心理的な青写真を描くことは「流れる心」への確かなる布石であり、その意欲は克服へと通じるのである。

★ゴキブリを目の敵《かたき》にして、コーヒーのシミまで「ゴキブリ視」してしまう強迫観念に翻弄される症状者……。自分の視覚を信用できず、家族に「ゴキブリではないよね……」と訊《き》かずにはいられない……。しかし、「何かのシミじゃないの？ そんなこともわかんないの？ 目がどうかしてるんじゃないの？」と家族にしかられたりする（症状者はゴキブリではなく、何かのシミだということをわかっているのだが）。

これは、訊かずには安心が得られない症状である。自分だけでの確認では気がおさまらず、他人による保証なくしてはいられない完全癖そのものである。もし家族がそれに応えてくれなければ、執拗にからみ、ヒステリックな状態になる。しかし、それでもおさまることはなく、脅迫的な言動をもって返事待ちをする。症状者としては、家族への迷惑云々よりも、強迫症状が怖くて仕方がないのである。

克服時期が到来している症状者でも、いまだに「家族に保証（確認）してもらわなければならないほどに視覚が麻痺したり故障したりしてしまったのだろうか……いや、そんなはずはない。なぜなら、今ここにペンと紙があれば、『これはゴキブリではなく、何かのシミだ！』という完全な正解を書いてみせることができるからだ。私はダメになってはいないのだ！」と思えるはずである。もちろん、「家族に訊き直したい！」という自覚症状をともないながらだが。そして、さらに自分に言い聞かせよ、「私は正気だ！」と。

肝心なのは、「自分の視覚を絶対に信じる！」ようにすることだ。あらゆる場面において、自分の五感を信ずべし！

26 趣味を見つけよ

★誰かに「あなたの趣味は何ですか?」と問うと、たいていは一呼吸おいてから答えるものだ。即座に「私の趣味は何々です」と答える人は少ない。意外と、趣味はこれこれですと答えられない人が多い。

屋外での娯楽であれ室内での娯楽であれ、好きなことに没頭できる時間をつくれる人は、心を流すことを知っているのであり、それによって心身の健康管理をしている人である。「彼(彼女)はいいね……好きなもの(こと)があるから……」とぼやいてばかりいる人は、他のことにも、ぼやきの精神を発揮させてしまったりする。それは心の停滞であり、人をいつも羨《うらや》む人生をあゆむしかないような状態にさえおちいってしまうものだ。

趣味というものを必ずしもおおげさに考える必要はない。自分にとって楽しみであり、それなりに心の張りが感じられたら、それで充分なのである。ささやかな趣味であっても、それへの没頭は健全な心の流れであり、趣味に気をとられていれば、悩みの時間が少なくて済むというものだ。

★今日も不安喚起に悩まされ、余計なことで精神疲労をきたしている症状者……。だが、その日の夜に**テレビ**で中継する阪神・巨人戦が楽しみということであれば、その刺激は心に張りをよみがえらせてくれる。となれば、次の日の中継も楽しみになってくるだろう。移動日でひいきのチームの試合が観られないとなるとがっかりするが、その次の日に観られるとなれば楽しみとなる。

このように楽しみ（趣味）は、テレビ番組の中に見出すこともできる。趣味はどこかから歩いてくるわけではなく、あなたの求める心によって得られるものなのだ。連続ドラマ、歌番組、バラエティ……など、何でもいいのである。心の隙間に少しでも「楽しみ」が加わるならば、その小さな自分の楽しみをあらゆる対象に拡げていけばいい。広く浅くでも趣味に違いはないのだから……。

趣味を持てば、症状のために口数《くちかず》が少なくとも、健常者感覚を持つ饒舌《じょうぜつ》な人と同じ楽しみが味わえる。不安が今あっても、くつろぎ（楽しみ）の時間があれば、心のバランスは維持できるのである。求める心があれば、それなりに得られるものなのだ。前向きな思考を実践しようとする心の状態は素直で健全であり、それによってそれなりの「力」がきっと身（心）につくものなのである。

★ナイターをテレビで観戦中、妄想様強迫観念（不潔恐怖）に見舞われてしまった……。せっかく楽しんで観ていたのに、強迫行為（儀式＝手を洗うなど）のために、しばらく（数分～十分）観られなくなってしまう……。誰（何）かに八つ当たりしたい心境だが、我慢して、やおら立ち上がり、洗い場へと大急ぎ……。急げば（あわてれば）、それだけ儀式の途中でつかえたり、その順番を間違えたりしてしまう……。

このような場合には、どう対応すればいいのだろうか？　二つの方法が考えられるが、どちらを選んでもかまわない。

一つは、強迫観念に見舞われても観戦を中断せず、テレビの前に座ったまま、中継が終わるまで手を洗わない……ことに決めるものだ。もう一つは、洗い場で手を洗うとき、手順を省略し、いい加減な洗い方（手抜き）で済ませてしまう……ものだ。前者の方法は、症状への忍耐力、辛抱力の訓練になり、後者は、強迫行為の軽減化に役立つはずだ。

27 目的を持った方がよい

★人は目的があった方が、心の流れも積極的になって、人生に張りを持つことができる。もちろん、忙しい中でも「日々散策」という実践によって身体の健康を維持せんとする、余裕を持った生き方もある。「忙中《ぼうちゅう》、閑《かん》あり」もまたよし！　である。

目的意識と、目的への実践から生じる前向きの心的エネルギーこそは、不安や恐怖の観念による症状悪化の抑制と克服力の発露につながるものである。逆に、不安や恐怖との無駄な闘い、葛藤に翻弄され、マイナスの追求思考のために天井を仰ぎ見るだけの日々であっては、心の流れが悪くなり、抑うつ気分で充たされてしまう。

心身を動かし働かせ、家事や仕事、勉強における目的をさがし（見つけ）、なんとか克服へのきざしをつかもうとする意思（意志）力を発揮できたなら、それはとてもよいことなのである。

★ちょっとした**外出**も不安になってしまう主婦の中には、食料品のまとめ買いをする人が多い。三日から一週間分ぐらいの買物を、ご主人に車の運転をしてもらって手伝ってもらう……。

これは一見、合理的なようだが、日がたって生鮮食料品の鮮度が落ちることを考えれば、まとめ買いは非合理的とも言える。もちろん、外出への不安感がこまめな買物を許さないのだ。それは著者である私もわかっている。しかし、いつか克服への転機を見出さなければ（気づかなければ）、不安神経症の克服はいつになることやら……。

特に生《なま》もの（肉や魚介類）は、新鮮なものを選んでこそ健全である。「まず症状ありき……」と考えて症状を優先させるのではなく、「特に夏の季節は、鮮度が落ちない、いたまない物を食べるために、毎日、その都度、買物に行くべきだ！」という目的を、ただちに設定した方がいい。極端に言えば、食中毒を起こさないためにも、車でのまとめ買いではなく、近所の奥さんたちと連れだってでも、日々外出すべきである。

「外出しなければならない！」という自覚を持つべし。たとえ外出先から急ぎ足で帰ってきてしまい、自分のそのふがいなさを不満に思っても、「不安であっても買物に行ってこられた……」という思いをいだければ大いに結構なのである。このような実践を毎日続けていれば、その実践の程度に応じた「外出慣れ」が得られるのである。

買物に向けて「流れる心」を発揮しつつ、トマト、キュウリ、魚などの新鮮さに感謝できるようであれば、誠に願わしい精神状態と言えるだろう。

★長い間、強迫神経症の治療に明け暮れる男性……。今、やっとの思いであっても、「働かねばならない……」という心境になってきた……。しかし家族には、不思議な強迫行為のために「はたして勤まるのだろうか？」という懸念がある。

かなりの強迫行為があっても、「働く」という目的をいだくにいたった症状者の気力に、著者はエールをおくるものである。仕方なしの強迫行為などは、「必要経費」と考えてしまえばいいのだ。そしてやがては、その種の必要経費などは限りなくゼロになっていくことを、頭のどこかにとどめておいてほしい。また、「初めに症状ありき……」ではなく、「初めに仕事（勤労）ありき……」の認識をたずさえ、なるべく人の眼に強迫行為をさらけださないような抑制力を発揮してほしい。もっとも症状者にあっては、必然的にそうあらねばならないだろうが……。

人の中で働く……、仕事や人間関係に心が流れていかざるをえない……という環境や状況こそが、症状克服への大いなる力となり、症状抑止力となるのである。重度の強迫観念と強迫行為……は苦しいだろうが、職場(周囲)の健全なエネルギーに従《つ》いていくしかないのだ……。その力強いエネルギーにあやかり、それなりの収入が得られれば、「まだ治っていないあなた」を脱し、社会生活適応者の中のれっきとした一員(一人)として健常者の仲間入りをしたことを、充分に自覚してかまわないのである。

28 症状のエスカレートにはまるな

★最近、**外出**しようとすると不安になり、マイナスの観念に拍車がかかる……。そのため、外出をとりやめたり、用事を人に頼んだりするようになってきた……。

症状者よ、ここで次のように気づくべし。「このままでは、外出しないことがまったく当然になってしまう……楽《らく》をすることばかり考えていると、外出が困難になってしまう……これがエスカレートの正体か……」と。

★**ちょっとした責任を与えられた**ビジネスマン……。誰もが引き受けるような大したことのない責任者の役目……。しかし、腰が引ける……。

こういう場合、不安症状が根底にあるにせよ、一応は引き受けてみるのもいいのでは……。「どうしても無理だ！」と後日思えて仕方がないときは、上司に相談すればいい。しかし、「引き受けても大したことはなかった……」と思える可能性に期待を寄せる心情こそは、不安の中の前向きであり、逃避能力エスカレートの抑止力になる。

一方、強迫観念に支配されている場合は、おのずとその術中《じゅっちゅう》にはまりやすい……。「どうせ大したことじゃない……」という思いを確固たるものにするために、いつもの「くだらない観念」でのやりくりを多く試み、心の安定(?)をはかった……。しかし症状者は、この「大したことじゃない……」という思いを得るための「やりくり一辺倒」によって、かえって症状から抜け出しにくくなっているということに、あまり気づかないらしい。

「よかれ！」と思ってやっても、とらわれすぎは症状エスカレートへのマイナスのきっかけになることも知っておくべし。

★不潔恐怖症のため、時間をかけてよく**手洗い**をした……。しかし、手の甲の一部の洗い方が不充分だったような気がした……。なんとなく気分がすっきりしない……。そこで今、止めたばかりの水道の蛇口をふたたびひねって、洗い直した……。

このような場合、「気分がすっきりしないまま」でもその場を離れることができていれば、それ以上症状をエスカレートさせなくて済むかもしれない。それゆえ、ときには、思いとどまる気力を発揮すべし。

★あらゆることに対して、「マイナスの追跡（追求）思考ぐせ」がついてしまった……。それなのに、いまだ、その思考のしたたかな「力」によるものではあっても、「そうした思考をやめよう！」という意識をいだけていない……。

しかし、そうは言っても、「やめよう！」と思う程度の意識改革ならできるはずだ。となれば、今から始めるべし。

そのためにはまず、今目の前にある仕事の能率アップに全力を集中しようとする心を働かせるべきである。いかに「マイナスの追跡（追求）思考ぐせ」の誘惑があっても、精一杯の気力を仕事に向けるべし。その「流す心の力」こそが、「やめよう！」という意識を生み、症状のエスカレートにはまらない原動力となるのだ。

29

強迫行為を人に代行させるな

★強迫行為は症状者本人が自分で行なうものだが、時や場合、あるいは症状の状態によっては（たとえば、気になる「汚れ」を自分で拭けないような場合）、人に代行させたりすることがある。ほとんどの場合は家族にさせる（頼む）が、たまに気づかれないようにしながら、他人にさせている症状者もいる。もちろん、あからさまに症状を告白しての指示ではなく、巧妙に合理化して先方を納得させ、代行してもらう場合もある。ただ、同一人物にたびたびそのような依頼をしていると、「何か変だ」と気づかれるものだ。

強迫行為の代行には二種類ある。「自分でしただけでは安心や目安（納得）が得られない……だから頼むしかない……」という場合と、自分で儀式（強迫行為）をしたいのだが不都合があってできない……だがどうしても行なわずにはいられない……」という場合である。どちらの場合にしても、症状者はつい衝動的になり、家族を怒鳴りつけて強制的にさせたりする……。

本当は、そんなことばかりしていると、いつになっても症状克服はできないのだが……。症状者はそのことを知っているのかいないのか……。どちらにしても誠に残念である。

★突然、**数(回数)**にとらわれ、身動きできなくなってしまう症状者……。健常者感覚をもってすれば、「日常生活の些細なことをするのに、回数なんて何回だっていいじゃないの!」という知的理解(納得)で済むのだが、強迫観念にとらわれてしまっている症状者の気分は、そんなことではおさまらないのだ。

これはある内容(意味)の観念が突然、何の前ぶれ(予告)もなく飛来したようなもので、症状者にしてみれば、その指示に従わざるをえない状態に置かれる。そして、自分一人の強迫行為で済まそうと思ってはみるが、「絶対に人にやってもらうべし!」と押し返されてしまう……。柔軟性の立ち入る隙《すき》などまったくないのが実際である。

この強迫観念の内容はまったく千人千様であって、妄想的としか言いようがない。ほとんど、なんらの根拠も起承転結もないような観念に支配され、人に強迫行為を強要するのだ。もちろん「妄想的」と言っても、精神分裂病における「確信的」な妄想とは質が違い、妄想的である自覚や症状のなりゆきへの意識は充分に持ち合わせている。

相手が話をしているときに突如、「話の最後の言葉を二回は言って(発声して)もらわないと、災《わざわ》いが家族や親戚の身の上にふりかかる!」という不安、恐怖に駆り立てられてしまった症状者……。バカげた観念だが、家族や親戚のためにも必死になって災いを防がなければならない……。しかし、相手に不信感や異常な感じをいだかれてはいけないので、うまい理由をつけて、話の最後の言葉を二回言わせることに全神経を集中する……。

症状者よ！　たとえうまくいったとしても、それは決して「勝利」なのではなく、症状としては重度（敗者）へといいたる過程なのだ。だが、重度の症状であっても、「不治の病」ではないし、月日は要するが必ず克服できるものなのである。

症状者におかれては、次の克服へのメッセージを心にとどめておくべし。

「症状のためとはいえ、人を症状の巻きぞえにするような『強要』はやめるべし！　自分だけでのやりくり観念（オマジナイ）を駆使する方がまだマシである。人に強要しないぶんだけ、症状の軽さを感じるからだ。そしてその抑制力こそは、自分だけによる強迫行為のやりくり克服にも、やがては力を発揮するだろう」

★妄想様観念に支配され、**玄関の出入り**で、自分なりの順序（症状的）を守らなければならない……。
しかし、自分だけで勝手な儀式を行なっているぶんにはまだいいが、家族の出入りの仕方にも注文（苦情）をつけるようでは困りものだ。

その苦情の理由（内容）はくだらなく、健常者＝家族にとって何の意味もないのでここでは述べないが、出入りのたびに必ず言うというわけでもない。気まぐれか思いつき、つまり、まったく気分によるのである。

症状者よ！　このような場合、自分ではなく家族に儀式をやってもらうことに意義（オマジナイの効果)があるのだろうが、降って湧いたような妄想的で、幻のごとき儀式の代行を人にやらせるなど、やめるべし！　代行を頼まなかったからといって、なんらの災いも、なんらのバチも当たりやしないのだから……。いや、バチが当たるどころか、克服へのきっかけをつかむことになるのだ。このことをよく肝に銘ずべし。

30 経済力をつけよ

★「経済力をつけよ」と言っても、有利な財テク法とか、損をしない投資の仕方……などについての話ではもちろんない。不安神経症者であれ強迫神経症者であれ、症状(不安感や強迫観念)のことで忙しい反面、孤立感、孤独感でさびしく、わびしい思いにおちいったりすることがある。そうした心の状態を脱し、克服へのきっかけをもたらしてくれる場合もあるのが経済力だということである。

単純に考えてみても、経済力はないよりもあった方が好ましく、あれば精神的(心理的)にも余裕を感じるものだ。といっても、経済力をつけることこそは何にもまして美徳である……ということを言わんとしているのではない。

症状の状態や状況に応じてだが、勤労意欲を持てるようになったのであれば、その健全に流れる心は症状克服に大いにプラスとなり、その意志力で得た「収入」こそは社会生活適応への実感に花を添えた気にさえしてくれるものだ。そして、その貴重な収入源（勤務先）への定着（勤務）が長続きすればするほど、症状があっても「なんとかなるものだ！」と、まるで神からの保証を得たかのように、人生への自信がつくものなのである。

得た収入は購買意欲を湧かせてくれるから、必然的に、心も身体もそれなりに働くようになっていく。ひたむきに精一杯の精神力で得た小さい経済力にも勢いがつけば、心の幅（余裕）も増し、「貯めること」「貯まる」ことで生活設計にもはずみがついてくる。簡単な理屈だが、貯金（預金）が増えれば、情緒安定にも効果がある。能動的、積極的な能力が「よみがえり」を見せるからだ。

このように、働いて経済力をつけることはよいことである。なぜなら、心身のエネルギーの向上に拍車がかかり、人生での新たなる目標さえいだけるようになれるからである。

★精神的な豊かさと経済的な豊かさ……。このどちらをも兼ね備えられるのであればとてもよい。

今あなたが幼児《おさなご》を持つ父親であれば、「オモチャの一つも買ってやりたい……」と思わない日はないであろう……。奥さんは、日中は親（祖父母）に子ども（幼児）を預けて働きに出て、家計を助けてくれている……。症状者である父親は、退社してから三年の間、治療に明け暮れてきた……。その間、生活費は親の援助と妻のパートによる収入に依存してきた……。

そうした状況ゆえに、「症状があってもできる仕事はないか……」と、職を求める気持ちになってきた……。失いかけていた父性愛……や、疾病《しっぺい》利得に甘んじる自分の傾向にも気づいたからだ……。夫のそうした心理状態を察した妻は、何年ぶりかでほっとした気分になれた……。「不安神経症も強迫神経症も、決して不治の病いではない……働いていた方が治りがいいのだ……」と気づいた夫……。「子どもに何か買ってあげたい……妻にも何か買ってあげたい……両親にも……」と意欲が高まってきた。まだまだ身のこなしに、どこか不自然さが表れることがあっても、症状克服のための仕方なしでの「必要経費」(オマジナイ)という自覚さえあれば、きっとその建設的、協調的、生産的な「流れる心」は、そう遠くない未来に、「オマジナイなどどうでもよい……」と思えるように働いてくれるはずだ。

症状者よ、こんなふうに思っていればいいのである。

31 外出はとてもよい

★外出は、外気に触れて心を流すのに役立ち、気分のモヤモヤを晴らしてくれる。視覚は、さまざまな風景や十人十色の人々をとらえ、不安感や強迫観念、とらわれからの拡散効果をもたらしてくれる。仕方なしの外出であっても、周囲に注意を向けざるをえないという状況は、「流れる心」になっていくことを余儀なくされる貴重な環境なのである。そうした環境に身も心も置いてみれば、身体の余剰エネルギーも発散され、爽快な気分さえいだけるものだ。

いかなる天才や秀才といえども、暗い部屋に閉じこもり、ああでもないこうでもない……と、不安や強迫観念を理屈でやりこめようとしても、ほとんど徒労に終わってしまうだろう……。いや、それどころか、ますます強迫観念の虜《とりこ》になってしまうものである。むしろ何も考えず、ただ外出しているだけの方が、よっぽど心の流れがよくなるし、健全なる克服への道を歩めると言える。

★「用事（目的）があれば外出せざるをえない……。だから用事をつくりなさい……」と前に述べた。しかし、外出はとてもよいと言われても、どうしてもその気になれないとあきらめ、外出しないでいては、いつまでたっても外出などできるわけはないのである。

気の進まないことはしたくないと考えるのは自然の感情であろう。しかし、気分にとらわれた病いによる消極的な感情をともなう心身に、健康的な「流れる心」の味わいを知って（体験して）もらうためには、気分を超えた意志力の出番が必要なのである。もちろん、それを強制する権利は誰にもなく、その実践は「あなた」自身による冷静な自覚（判断）にお任せするしかないのだが……。

★この数年間、精神科（心療内科）に通院し、薬をもらっている。月二回、通院するために外出してはいる。だが、他の日は、気分が停滞し、強迫観念のやりくりに終始している……。気分に左右されっぱなしの元オフィスレディー……。どうか「病人」になりきらないように……と、著者の私は願っているのだが……。

彼女は、「外出」しないと、ますます症状の深みにはまるだけでなく、克服がいつになるかわからない……と思えてきた。そして、じっとしているだけでは心の流れが悪くなるばかりだ……ということに気づいた。さらに、この彼女の場合は、「外出していれば、そのうちに目的が見つかるかもしれない……」と発想転換した。

考えてみれば、必ずしも「初めに目的、次に外出であるべき」という必要はなく、「初めに外出、次に何かとの出会い（目的）」という実践でもいいわけである。これはなんら突飛な発想ではなく、私にしてみれば思考の柔軟性を見せられた思いである。それでいい。何の不都合もないのだ……。

彼女は、久しぶりに着飾り、化粧して、症状の重さの自覚はあっても、健常者然として自由が丘に出向いた。電車の中でかなり気になる人々の視線……。しかし、まるでそれを意識していないかのような表情をよそおう自分……。外出した直後に決めた自由が丘行きだったが、駅で券売機にコインを投入しているときの心境は、あたかも外出前にすでに目的地を「自由が丘」に決めていたかのような気分であった。

ウインドーショッピング……をし、ときには店内に入り、流行のドレスの感触を確かめた……。周囲には、自分と同じ年代の女性が、はしゃぎ気分で品定めをしている。その健全な「気」を心地よい刺激として感じられる彼女には、なぜか、充分な健常者感覚に支配されている自覚があった。自分をあまり「症状者扱い」する必要はないのでは……と、前向きな意識と体験による気づきも得ることができた。これこそが実は、不滅の心的エネルギーである「流れる心」による効果なのである。

32 誤解されても仕方なし

★どれほどの人格者といえども、不本意ながら誤解されてしまった……というおぼえはあるものだ。度量が狭い人なら、そのことが頭から離れずにくよくよしてしまう。悪くすると、いかにとりつくろおうとしても、その誤解を解くきっかけがなく、人間関係が疎遠になってしまったりする。だが、そうなったとしても、第三者への合理的な説明がつく筋合いのものではある。

ところが、健常者が症状者を理解する場合、一応の理解力と共感能力を有しているように見えても、症状者のいだく妄想様観念に的確に共感してあげることは不可能に近い。元体験者は別にしても、たとえ専門家といえども誤解してしまうほど、妄想様観念にはとまどうものなのだ。まして、専門的な知識もない家族であれば、不可解な気分におちいり、心の交流をしたくてもできず、感情の対立によって憎悪むきだしの親子関係になってしまうことがある。

症状者よ！　自分が妄想様強迫観念によって苦境におちいっても、やたらに動揺せず、家族の立場にもなって自分を省みてほしい。「家族にしてみれば、そのときによって内容が違うくだらない観念に支配されてしまっている自分の妄想などに応えられるわけがない……」と。

本当はそういうことじゃないんだ……と、症状的な感覚で誤解をなんとか解こうとするのは、あきらめてしまうべし。誤解されて当然なのだから……。

★慎重に気をつけて**洗濯物**を干した。不潔恐怖症の娘は、手をきれいに洗ってからでないと、乾いた洗濯物を取り入れたりたたんだりはしない……。

ある日、娘が外出中に、にわか雨が降ってきた。気をきかせた母親は急いで洗濯物を取り込んだ。せっかく乾いたのにぬらしては大変だと思い、懸命に取り込んだ。帰宅途中の娘は、洗濯物が気になり、急ぎ足で帰ってきた。すると、洗濯物は取り込まれていた……。硬い表情の娘は、「お母さん、洗濯物はそのままにしておいてよかったのよ！　そのために急いで帰ってきたんだから……」と、迷惑げに言い放った。

母親にしてみれば、感謝の一言があってしかるべきなのに、文句を言われる筋合いはないと腹を立てる。すかさず娘はさらに言った。「今後は雨が降って洗濯物がびしょぬれになってもかまわないから、さわらないでおいてよ！」……と。

症状者（娘）よ！　大いに反省すべし！　なぜなら、母親は善意で洗濯物を取り込んでくれたのだから。娘の怒りは、何にさわったたか知れやしれないいきたない手で洗濯物にさわられてしまった……という被害者的な強迫観念のためだが、母親にしてみれば、「汚れた手」で取り込んだおぼえなんてまったくないのだ。だから母親は、娘に憎しみをいだくか、「何を考えているのかまったく理解できない娘」としか思えなくなっていく……。一方の娘は、「誤解されても仕方がない」と素直に思えればまだましだが、「新聞にさわったでしょ！　畳に手をついたでしょ！　ドアのノブに触れたでしょ！　クズ入れにさわったでしょ！」……という思いでいっぱいだが、そう言うわけにもいかず、怒鳴り返すだけしかできない……。すると母親は、「親（私）をきたないと思っている！」と早合点し、そう思い込んでしまう……。

こんな場合、母親に誤解されたくないと思うなら、次回からは「洗濯物を取り入れてくれたのね……ありがとう……」と、半ば心にもないような言葉でもいいから口に出してみよ。すると必然的に、洗い直しをしてもらうわけにいかず、それらをそのまま着用せざるをえないという気持ちになれるかもしれない。もしそういう気持ちになれれば、症状克服に一つの力がついたということなのだ。

★今日は家族そろって買物に出かける予定の息子（症状者）……。父は日曜日なので、会社が休みである。久しぶりに子どもと外出し、息子にシャツでも買ってあげて、食事もしようかと楽しみにしている。母親も大賛成で、大学生の息子も悪い気分ではない……。

しかし息子は、自他の一挙手一投足に気をつかわなければならないほどの妄想様観念と強迫行為に苦悩している……。両親は症状なるがゆえの不自然なしぐさ(行為)を懸念してはいるが、外出すること(できること)に意義があると、その援助の心は気づいていた。休学して一年……。だが、症状の悪化を感じている両親……。

さて、テレビか新聞のニュースで、「**いやな言葉**」を聞いて(読んで)しまった症状者……。そのいやな気分を打ち消すためには、長時間かけての儀式(観念のやりくりや手洗い……など)を行なわなければならず、そのあとでなければ絶対に外出しない(できない)……。こんな症状者の心の中の状態など、いかに賢明な両親といえども見抜くことは不可能である。息子(症状者)は、言いわけするのに躊躇し、ただ「今日は外出しない……行きたくない……」と、突然の外出とりやめ宣言をした。

こんなとき両親にしてみれば、とまどうどころの話ではない……。「どうしてだろう?……ああかしら、こうかしら……」と思いをめぐらせてはみるが、わかるはずがない。となれば、両親なりに理由を判断するしかない。すると必然的に、誤解による産物が生み出され、その結果、両親と息子の間には不協和音が響き、健全な親子の心の交流が望めなくなっていく……。

症状者よ! こんなときには、次のように心に決めてみてはいかがだろうか?

「テレビや新聞の言葉に自分をダメにする力などないのだ! 負けてはいけない! 目は、いやな言葉や映像を見るためではなく、正しく物事を見るために、耳は正しく聞こえるためにあるのだ！　自分は言葉や映像に翻弄されてしまうクセがついてしまっているだけだ！　何も起きやしない！　気分は気分として、外出すること、シャツを買ってもらうこと、食事をおごってもらうこと……に心を流していこう！」

こう心に決めないと、誤解されっぱなしになるだけでなく、症状もよくならないではないか……。さあ、決めるのは症状者（あなた）自身なのだ！

33 集団生活を嫌うなかれ

★不安神経症はまだしも、強迫神経症はかなり悪化すると、集団生活を嫌うようになる。いや、適応できなくなってしまうのだ。中学生、高校生の登校拒否にしても、強迫観念のために登校できない子どももいる。大の大人でさえ出社拒否や休職に追い込まれてしまう人もいるくらいであるから、若年者（少年少女）の苦悩たるや察するに余りあるものがある。

さて大人の場合、「以前は旅行にも行けた、水泳もした、魚釣りにも行けた、野球やテニスもした……」と、過去の自分と現在の自分を比較し、「どうしてこうなってしまったのだろう……」と思ってしまう。そして、「社会（集団）生活適応能力よ、よみがえれ……」と願うが、まったく自信がない……。

ここで大切なのは、現在と過去をあまりくらべないことである。その「落差」は、なんらの勇気も与えてくれないからだ。もちろん、希望へつながる比較なら、話は別だが……。しかし、それよりも、「今、そして今日」の生活の中で心を流し、今までの、症状に翻弄されっぱなしの「心の逆流」を止めることが肝要なのだ。そしてやがては、「集団生活」（家族生活）を嫌わないということを身（心）につけていってほしい。

たとえ今、症状のために多くの人たちとの交流が思うようにいかないという結果になっていても、自分にとって最善の道をとってきたならば、それでいいのである。要は、症状を辛抱して相手に同調することがタメになるのだ。

★喫茶店、レストラン、映画館、誕生日のパーティー、コンサート、親睦《しんぼく》会、野球場、冠婚葬祭、PTA、投票（選挙）……などは、**人が集まる集団の場**である。しかし症状者にとって、それらの場所は、不安、恐怖と隣り合わせの「災難の場」であり、そこに行くことを絶対的に嫌うものである。するど、マイナスの習慣として「ことあるごとに欠席、不参加」が身（心）につき、やがてはそうした場所に足を踏み入れることさえ困難になってしまう場合もある。

だが、「義理があるから強迫行為をなるべく抑制してでも出席（参加）せざるをえない！　というように、自分の心に拍車をかけたり、言い聞かせたりの意志力を発揮してでも出席しよう……」と念じると、「行かざるをえない！　出席せざるをえない！」という期待どおりの意志の喚起が得られるものである。

集団の場所を嫌うのは、心が尻ごみをし、逃避ぐせが身（心）についてのことだから、自分の心に叱咤激励してみるのも、思いのほか効果的なのである。

★外（会社）では強迫行為を我慢できる場合が多いが、**家（自宅）**では我慢できない……という症状者は多い。外出先でのドアのノブは平気だが、自宅のドアのノブはきたない……というのは矛盾した話のようだが、症状者にしてみれば、矛盾しているという健常者の感覚は百も承知のうえであり、それでも本人は矛盾だとは思っていない。それが、症状者の感覚なのである。

自分の家では、異常な強迫行為を見せることがある症状者（あなた）であっても、外での生活はぜひとも辛抱しつつ、積極的に交流を続けていくべきである。他人（集団）の中なら辛抱できるという「精神力」こそは、克服への力であり、社会生活適応への推進力であり、維持力なのである。そして、そうした過程の中で自宅での強迫行為にもよいきざしを求めていけば、症状者の心的エネルギーの力に見合った克服がなされるであろう。

34 自宅にあまり引きこもるな

★不安神経症も強迫神経症も身体を病んだ症状ではないから、絶対安静になどする必要はない。安静にしているよりも活動的な方が心が流れるので、克服には理にかなっている。

症状者は気分に左右されてしまっているとはいえ、外出を放棄したいなどとは思っていない。症状が外出を遠のかせているにすぎない。だが人は、心とは裏腹に、惰性に甘んじてしまいやすい。朝から晩まで食べては寝て、食べては寝て……の繰り返しであっては、本人の素質によっては、すぐに抑うつ状態におちいるものである。不安神経症者であれば、ますます臆病(弱気)になり、強迫神経症者であれば、強迫観念や強迫行為の深みにはまっていってしまう……。

これは、健全な心の流れをもたらしてくれる状況(条件)の中に身(心)を置いていないからである。もちろん、家の中にいたら絶対に「流れる心」にはなれないということはないが、よほど気持ちを引き締めてかからないと、症状に負けてしまうものである。

★忙しさの合間に暇を見つけて畳に寝転ぶと、「忙中、閑あり」で、くつろぎを実感できるものである。健常者は、そうした心の流れによって明日への希望を持ち、充実した日々を過ごすことができる。抑圧が少なく、心の葛藤もほどほどにほぐすことのできる健全な心の状態……。もちろん、症状者である「あなた」にも、その健全な能力発揮は充分に可能だ。

現在、症状で苦悩中であれば、克服に有利な状況の中に身(心)を置く方が賢いのである。つまり、健常者のように心身を動かし、働かせて毎日を過ごすことだ。楽をすることばかり願っていても、前向きな心の状態とは言えないのである。

★不安神経症者の中には、**一人での外出**が不安であるのはもちろん、知人といっしょでも、行く先々で心ここにあらずの状態で、「逃げ帰りたい衝動」に翻弄されっぱなしとなり、何ごともないかのようにとりつくろおうとするだけでも神経が疲れてしまう……という人が多い。

そこで一つの提案だが、不安であっても一人で外出したらどうだろうか？　というのも、不安気《ふあんげ》な顔をしても、おどおどしても、周囲に気づかう知人がいないので、「不安を隠さねばならないという不安」からは解放されるからだ。自分一人で勝手に人知れず不安がっても、人に迷惑や異様な印象を与えなくて済むという保証が得られる。仮にこのような実践であっても、外出……は、やはりよいことなのだ。当然、強迫神経症(対人恐怖であろうと雑念=妄想様観念恐怖であろうと)の場合にも、同じことが言える。

不安であっても、外出できてしまえばこっちのもの……とでも言っておこう。

★自宅に引きこもりたくて引きこもっているわけではない……。そう主張する気持ちはよく理解できる。外出するにしても、必然性(用向き)に駆り立てられれば出かけられる……という心理もうなずける。だが、その「必然性」がいつも当てにならなくなるほど、強迫観念の力は増してくるものだ。そのとき、逃げの一手では「引きこもり」状態となり、その状態を続けざるをえないとなると症状が悪化したと診《み》るしかない。つまり、外出する能力そのものがそこなわれるのである。

この場合の「自宅に引きこもる……」は「陰的に内にこもる……」という状態であり、こうなると心の流れ(風通し)が悪くなり、思考内容も症状の「気」に毒されざるをえなくなってくる……。これは、決して悠々自適とは言えない生活である。なぜなら、症状(強迫観念)をかかえたうえに、そのエスカレート化を助長する生活だからである。

私は「ちょっと外出すれば気分が晴れて、強迫性障害などすぐに治ってしまう……」などという素人《しろうと》みたいなことは言わないが、外の空気に当たると心が流れ、ほんのわずかずつでも克服への気に触れることができ、家(内)に閉じこもっているよりかは、くらべものにならないほど顕著な効果があるのは確かである。家に閉じこもっていては、強迫観念に翻弄されっぱなしであり、いつまでも好きなだけ手を洗える時間があるが、外出すればやたらに手ばかり洗ってはいられないということもあるからだ。

ここで症状者の家族の中には、「たとえ家族が居合わせていても、手洗いの行為やその所要時間について何も言ってはいけない。好きなようにさせておいた方がいい……」と、それだけの指示しか専門家から受けていない人もいるだろうが、私としては、それだけでは家族の援助のあり方に不足を感じてしまう。ときには、早く手洗いを切り上げた方が得だというような状況を演出するのも必要なはずである。ただ、症状への理解と高度な共感力を発揮するのは家族にはむずかしいので、家族が症状者の信頼を得ることはなかなか困難である。しかし、もし信頼が得られたとしたら、症状者に「流れる心」の必要性を説き、外出の必要性について気づいてもらえるのだが……。

いずれにしても、外出の実践は、かなり意識的要素をふくんだものとなろうが、症状者にしてみれば、外出しても大丈夫だったという確信にかすっただけでも、それなりの目安(安心)に触れたことになり、それは克服エネルギーになると言える。そしてこのエネルギーは、耐えることに「力」を発揮するので、克服にかなり効果的であるはずだ。

症状者よ！　たとえどのような強迫観念をかかえていても、外での健全な刺激にあこがれながら外出の実践を試みれば、観念のやりくりや強迫行為は少なくなるものだ。そのことに目(心)を向けても、決して損なことではないのである。

35 前向きにあきらめることもおぼえよ

★ここで私が言いたいのは、「あきらめが肝心」ということである。といっても、もちろん、ネガティブ（否定的、消極的）なあきらめではなく、ポジティブ（肯定的、積極的、建設的）なあきらめのことである。

不安神経症者であれ強迫神経症者であれ、その症状なりに最善を尽くしての生活（仕事）であれば、それを超えていたずらに無理を重ねても、挫折感や失意、落胆におちいるだけである。つまりは「症状相応」という最善をもってふるまうことこそ、「今なりの最善」と思ってよいのである。あらゆることに対するもの足りなさ、不満足、不安定、不納得、不完全……などの感情に、必要以上にいたぶられないことだ。あせっても頑張りすぎてもいけない。症状克服においても、「過ぎたるはなお及ばざるがごとし……」であるからだ。

★不安感が強くて**一人での外出**は気が進まないが、どうしても出かけなければならない用事がある。だが、いっしょに外出してくれるはずだった母親は体調をくずし、「目まいや吐き気がする……」と訴えている……。

娘（症状者）は、いつも自分のこと（症状）ばかり心配するくせがついているからか、親への思いやりは欠如気味である。こんな場合、母親の体調を気づかって当然なのに、それはあとまわし……。そして「お母さんのことをせっかくあてにしていたのに、予定が狂っちゃったわ！」と口にしてしまう。

母親にしてみれば、「この娘《こ》は自分のことしか考えていない……克服は当分先の話だね……」と、さびしく残念な思いになってしまう……。

では、こんなとき症状者には、どのような「前向きなあきらめ方」があるのだろうか？　それは、次のように、自分の心身の能力を信じてみることだ。

「今後何年にもわたって一人での外出を苦にするということは、自立した生活のメドが立たないということだわ……それに、いつまでも母親をあてにしたり心配をかけてばかりいては、克服できないことになってしまう……そうだ、身体上はどこも悪くないのだから、一人で外出したっていいわけだわ……無人島や離れ小島に行くわけじゃないんだから。私はどこも悪くないんだわ……」

こう信じ、今日まで「不安だ、恐怖だ……」と言いながらも思いのほか元気で暮らしてきたという現実を認めることである。
★不安神経症でも強迫神経症でも、乗った**タクシー**が**高速道路**に入ると、逃げ場のない状況に恐怖してしまう……。これは、たんなる閉所恐怖症だけとは言えない場合が多い。

高速道路では、老若男女、幼児までふくめた多くの人がさまざまな車に乗って目的地をめざしている！　それなのにどうして、自分だけが不安になったり、運転手に泣きついて降ろしてもらいたい衝動に駆られてしまったりするのか……。まったくバカらしい……。

こういう場合は、「不安を感じても不安ではないとして乗っているしかないのだ……逃げ道なんてないし、逃げる必要もないのだ……」と、前向きにあきらめてしまうべし。それも立派な「流れる心」なのである。

★放火するのではないか……刃物を振り回すのではないか……という**加害意識**に悩む症状者……。
もしそんなことをして新聞の三面記事にでも出たら、何かの形で末代まで禍根《かこん》を残してしまう……。それどころか、人として許されざる行為である。そんなことになれば、生きていく場所がないどころか、家族は人目を忍んでひっそりと生きていかなければならない……。

こんなふうにマイナスの追求思考……をする症状者……。陰湿な感情……失意……厭世《えんせい》的な観念……が喚起されてきて、それこそ生きた心地がしない……。

今は、どうしてこれほどの加害意識をいだいてしまうようになったかは問わない。しかし、それが各自の成長過程や個々の動機、くだらない自己暗示によるものであっても、今後の考え方、生き方が「健全」であれば、つまらない加害意識などは、きっと拡散されていくはずである。つまり、マッチやライターを手にしても、それなりに正しく使えばいいのであって、「見まい、さわるまい……」と思ってそれらを目の敵《かたき》にし、逃げまくる必要はないのである。

刃物にしたところで、台所や工具箱の中にあって当然なのである。それらの道具は、建設的、創造的、生産的な目的のために、人類の英知が編み（考え）出した必需品だ。人はそれらの正しい使用法を知っているし、症状者にしても、正しい認識を持ち合わせている。「刃物を振り回すのではないか……」という加害意識は、うしろ向きの、症状的なマイナス思考によるくだらない幻の産物であり、マッチやライターと同じく、それなりの正しい使い方をしていればいいだけの話なのである。

こうしたくだらない強迫観念は、今後、健全な思考と実践による生活をしていけば稀薄化していくはずだ。要は、そのように、前向きな観念を持って（あきらめて）しまえばいいのである。

36 マイナスの追求（追跡）思考はやめよ（その2）

★マイナスの追求（追跡）思考は症状克服に何の役にも立たないどころか、症状の悪化をまねいてしまうということを、これまで何度も述べてきたが、ここでは、さらに具体的な例を挙げてみる。

「**動悸**が気になって仕方がない……このまま心臓が止まってしまうのではないか……電車の中で倒

れて、それっきりになってしまうのではないか……これで私の一生は終わってしまうのか……次の駅で降りて家に逃げ帰ろうか……それとも救急車を呼んでもらおうか……大変だ！　大変だ……」

このように激しく揺れる情動にさらなる拍車をかけ、うっかりすると失神しかねない状況にさえなってしまう症状者……。これまさに、マイナスの追求思考のためである。

こんな場合には、マイナス思考に拍車をかけるのではなく、雑誌や新聞、本などを読むもよし。あるいは、動悸が苦になっても、「このまま辛抱しているしかない……落ち着こうとか、あわてではいけないなどと、あせらないことだ。どうせ取り越し苦労に決まっているのだ……」と、動悸に慣れていくしかない！　という思いでいればいい。

★結婚してから五年がたった。子供はまだいない。**数にとらわれる**症状に苦悩し、それを**縁起恐怖**と結びつけてしまう……。

当然、儀式（強迫行為）なしではいられない。主婦として、炊事《すいじ》、洗濯、掃除、買物はどうにかこなしてはいるが、いかに精神的重労働を余儀なくされているかは想像を絶するものがある。

この場合、夫（援助者）がどれほどの症状理解と協力をしてくれるかが、症状者にとっては、今後の人生に大きく関わってくる。ここでは、ある程度の夫の協力が得られているという前提で話を進めることにする。

食料品は夫といっしょに買いにいく……。数日分をまとめ買いするのが生活習慣になっている。

洗濯は、洗剤の量や洗う時間に神経をつかう。しかし、洗剤の量や洗う時間、すすぎの時間がなんとなく不足しているような気分に駆り立てられる……。不充分、不完全……といった観念が強く迫ってくる……。すると、「これでは洗ったことにはならない……このまま物干し竿《ざお》に干しては竿も衣服も汚れてしまう……汚れるばかりか、災いも付着してしまう……そんなものを着用すれば、必ず不吉なことや不幸、災難、被害などが発生する(起こる)……」といったことが、まるで確信的に思えてしまう。そして、「そうなっては大変だ！　そうならないためにも一番最初から洗い直しをするべきだ！」という観念に支配される……。

こうなると、時間の無駄、洗剤の無駄、労力の無駄といった感覚は、完全に麻痺状態におちいってしまう。いかに不完全、不正確を恐れているかということだ。新居の掃除にしても、畳のどの部分も同じ数(回数)だけ拭かなければ不充分に思えてしまう……。掃除機をかける回数も意識的に同じにしないと承知できない完全癖……。回数ばかりか、力(圧)の入れ具合いにも過不足があってはならない……。それを納得できるまでやらねば気が済まない強迫行為の力……。

症状者よ(主婦)！　そのような状態では、ますます泥沼に入り込んでいくための毎日であろう。ならば、気分に左右されすぎるという習慣から、もう少し解放されようではないか。つらいけれど楽になるために。

それには、「流れる心」という心的エネルギーを活用することだ。つまり、「不充分では縁起の悪いことが起きる……」というマイナスの追求思考をやめることである。そうすれば、月日(年月)がかかるとしても、強迫観念などは必ず薄らいでいくものなのである。

37 自分のことばかり考えるな

★誰でも自分を大切にしたいものである。それは決して異常なことではない。もちろん、あまり利己的では、世間の顰蹙《ひんしゅく》を買うのでトラブルを起こしてしまうが……。

ここで私が言いたいのは、「自分の症状」中心の考え方から離れるべし、そうした考え方を離すべし、ということだ。単純に考えてもわかるが、症状のことを考えても楽しくはない……。心がすっかり陰気になってしまうからだ。これでは、不安度や恐怖度をさらに助長しているのと同じである。

そこで、症状のことを考えるだけではなく、人（家族や他人）への思いやりを多くすることも忘れないでほしい。所詮は、不安も恐怖（強迫観念）もネガティブなこだわり、とらわれの産物だからだ。他の対象（人）へのポジティブな意識集中は、こだわり、とらわれを癒すのにとてもよい状態なのである。

★不安神経症で休職中であれ、どうにか勤務中であれ、自分のこと（不安症状）を優先しての生活であろう。そして、多くのことに臆病になっているはずだ。

ところで、強迫観念の苦悩よりも不安神経症の苦悩の方が、気力をもって制することができる場面が多いものである。一過性の不安であれ慢性的な不安症状であれ、社会生活に順応するには頑張りがものをいう。外出に不安があっても、留守番に不安があっても、強迫行為という地獄の責め苦に遭《あ》うことがない、あるいは少ないぶんだけ、克服への「目安」が見込めるのだ。

不安症状で休職中となると、外出がつらいだろうが、用向きによってはどうしても自分（症状者）で行かなければならないことがあるはずである。そんなときは家族に頼みたい心境になるだろうが、ぜひ次のように自分に言い聞かせてみよ。

「自分の都合ばかりを考えていてはいけない……自分自身のいたわりすぎは、家族を召使いのように使うことにつながってしまう……家族を思いやる心がないようではダメだ……急いで行ってきてしまおう！　何も恐れるものはない……自分は幻の不安に眩惑《げんわく》されているだけだ！　人をあてにばかりしていては、いつになっても埒《らち》が明かない！」

あなたの心は、この言葉をきっと「承知」するはずだ。

★会社に勤務できているといっても、「精一杯に頑張っているからだ……」と言いたい症状者は多いはずだ。そして、それが長期にわたる症状者の中には、「ちょっとでも症状にスキを見せたり油断したりすると、強迫観念や強迫行為が悪化してしまう……」と実感した体験を持つ人もいよう。

ときおり、**田舎の親戚が泊まりがけで遊びにくる**。毎日の家族だけでの生活では、妻や子どもが自分の症状に合わせたふるまいをしてくれるから、一応の目安（安心）が立つ生活ができている。しかし、この「家族だけ」の生活にのみ慣れすぎてしまうと、親戚が来訪するというとき、ある種の精神的な拒絶反応が起きてしまう。「自分の症状的生活」が乱されてしまう……不適応ぶりが露見してしまう……防衛するしかない……となれば、親戚に来てもらわない方がいい……と。

このような否定的、排除的、消極的な思考による心身の働きは、心の扉を閉ざすことになる。問題なのは、とりわけ強迫行為（儀式）を行なうことができないという状況と、他人へ醜態《しゅうたい》をさらけ出すことへの懸念と怯えなのだ。

症状克服には、多少とも前向きな意志を持てば、「流れる心」の効果的な出番が成立するものだ。しかし、その気がなく、他人を敵視するがごとき心情では、進展が望めない。では、これ以上の対人交流不適応におちいらないためには、どうしたらいいのであろうか？　それには、認識を新たにして、自分にこう言い聞かせることだ。

「遠方からの親愛なる客人だ……自分のことばかり考えて症状的感覚で彼らを見るのはやめよう……自分が持ち合わせている健常者感覚で迎えよう……建前でもいいから笑顔を見せよう……少々緊張するが、これも『必要経費』（辛抱するための）なのだ……不自然なしぐさ（強迫行為）は精一杯におさえるしかない……これらの心構えは、対人交流不適応者にならないための必修課目だ……そうだ、そのように思う心的エネルギーは、克服へのエネルギーでもあるのだ……来客は自分のためになる……そうだ、そう思って疑わないことだ……それはもちろん、真実だからだ！」

38

弱気になったとき、どうするか

★誰でも窮地に追いやられれば、弱気になっても不思議ではない。だが、打開策が実り、その窮地から脱してしまえば気分は平静になり、台風一過の秋晴れのような心境になれるものである。

しかし、不安や観念内容（千人千様）で苦悩している不安神経症者や強迫神経症者の場合は、「うまくいった……」と思っても、「台風一過」のように晴々とした気分ではなく、つかの間の気休め感覚である。しかも、そのような心境に、その都度あやかれるとはかぎらない。実感としては、「一難去ってまた一難……」なのである。

このような状態が何年も続けば、多くの症状者は、いかに理想的な治療過程にあっても、ときとして弱気な気分や、そうなりそうな自覚を味わっているものである。

もし「あなた」が、うつ病を発症している場合には、それに応じたメッセージがあるが、ここでは以下、不安神経症、強迫神経症で苦悩し、少々抑うつ気分の場合という想定でメッセージを送る。

★不安神経症における弱気には、小心(臆病)が混じっている場合がある。また、「頑張りエネルギー」が低下してしまい、家の中でじっとしていて、家族の帰宅を待っているだけ……、あるいは、みずからを症状で束縛し、ただ不安におののいている……という場合もある。

動悸や脳溢血《のういっけつ》が気になるため、活発に体を動かすことや小走りすることなどに充分警戒しながらの日常生活……。重い物を持ち上げる場合の力の入れ具合いにも気をつかう……。そろりそろり……と歩くことが一番の安心……といった状態……。健常者(家族もふくめて)とリズムが合わない(合わなくしている)ことで劣等意識をいだかざるをえない……。すると必然的に、自信喪失、自己憐憫、弱気にのめり込んでしまいかねない……。いったい、このような場合の心の流し方はいかにあるべきか……?

ここで「とにかく外出してみなさい!」と助言しても、その気にはなれないだろうか? ちょっとした買物に出かけてみる……。そのとき、「不安でもいいから……」と決めてしまう……。それができなくとも、せめて「初めに症状(不安喚起)ありき……」という姿勢は返上し、プラス(前向き)思考で「明日、明後日には外出してみよう!」というイメージを拡げてみる。目的地は、遠方ではなく、近場でいい。

こう思うだけであっても、なにやら目の前が開ける気持ちになれるものだ。建設的な思考を働かせると、弱気の気分にプラスの刺激がそれなりに与えられるものである。だから、こうプラスの自己暗示をするのだ。

「私はどこも悪くはない……不安がるくせがついただけだ……必ず克服できるのだ……自立心(自律心)を自分で育てよう……いや、よみがえらせればいいだけの話なのだ……ついこの間までは、一人での外出、一人での留守番、一人でのジョギングができていたのだ……本当は、そんなことはできるのだ……用心しすぎて身体を大切にしすぎることは、それこそ、みずからを過保護にすることなのだ……今までの考え方が間違っていたのだ……心や身体をどんどん動かし、働かせた方が不安神経症は治るのだ……不安でも大丈夫なのだ！　こうした思考と実践を行なう習慣を身(心)につければいいのだ……！」

さて、いかがなものであろうか……？

★強迫観念の苦悩には、人(家族)に話して理解してもらえる状態(内容)の場合と、いかに必死になって理解と共感を求めても不可能な場合とがある。だから、「絶対に第三者にわかってもらえるはずはない！」と確信するにいたっても不思議ではないし、無理からぬことである。
だが、たとえそうであっても、「なんとか克服していかなければならないのだ」という信念は持ってもらいたい。

★**赤面**に関する強迫観念で恐怖する者は、別の症状に苦しむ人を見ると、「たんに頭に浮かんでくる妄想様観念なんて相手に知れるわけでもないし、大したことじゃないよ……」とか「そんなことで手を洗うなんてバカげてるよ……」などと思えて仕方がないが、そう思ってしまうほど自分の赤面恐怖を最大最悪の症状だと信じ込んでいるものである。症状者なら誰しも、「人の症状(苦悩)は自分より軽い……自分の症状ほど重いものはない……」と思いたいのかもしれない。このように自分の症状こそ最悪だと思う毎日であれば、それなりの弱気を生じて当然かもしれない。

この赤面恐怖の原因は精神的、心理的なものと無関係ではないが、それ以上に身体的(体質的)なものと関連している。だから症状者としては、「持って生まれた体質だから今さらあれこれ悩んだって仕方がない……」と、胸を張ってあきらめられれば大したものである。羞恥《しゅうち》した場合の赤面と違って、心理面でトレーニングすればいいという問題ではない。

誰でも、羞恥した場面での赤面とは異なる、なんらの客観的な意味も前ぶれもない突然のほてりや赤面にはとまどうものだ。これは、「いったいどうして?」という雰囲気を相手や周囲に与えてしまう不合理的な状態……である。対話、接客のたびに予期不安に駆られてしまうはずだ。

だから、次のように心に決めて、人生まっしぐらに生きることが、おそらく最善だと思うのだが……。

◎赤面をいつどこで知覚しようとも、それは体質だからあきらめるしかない!

◎赤面は、決して自分の人格をそこなうものではない! 恥ずべきことではない!

◎赤面は、決して人に嫌悪の感情を起こさせはしない!

◎赤面は、人生が悪い方向に向かっているという危険信号ではない。大切なのは、前向きな思考と実践を行なえば、良妻賢母にもキャリアウーマンにも、博士にも大臣にもなれるということだ……。赤面で自分の心にブレーキをかけるのは大損である！

◎赤面が原因で不幸になることなど絶対にない！

◎赤面は悪ではない。それなのに、劣等感をいだき精神的な小細工をして、相手を威嚇《いかく》したり相手がどう思うかと気をつかうのはおろかなことだ。そんな攻撃的な態度こそが、自分の根性をゆがめてしまう！

ちなみに著者である私は、かつて赤面に恐怖していたのに「流れる心」でそれを克服した人を数多く知っている。幸福になっていった彼らに、ますますのエールを贈りたい……。だから、あなたも弱気になる必要などまったくない……。

★何年もの間、明けても暮れても妄想様観念での生活を強《し》いられていると、症状者は生への欲求が強いので、それほど絶望的にならないまでも、かなり弱気にならざるをえない場合もあるだろう。人（家族）に話しても通用しない妄想様観念での苦しみ……。薬を飲んでの治療も思うように進まない……。「本当によくなるんだろうか……どこかに名医や名カウンセラーはいないものか……」と悩む症状者……。追い立てられるような生活状態……。「克服を急ごうが、あわてようが、そんなことで治るということではない……何かよい方法はないものか……」と思いあぐむ……。そのため必然的に弱気になってしまう……。「やはり自分自身でなんとか這い上がらねばならないのか……」と思案に暮れる……。症状者が感じる強迫観念の数は数えても数え切れるものではない……。極端に言えば、症状は「日替わり」「時間替わり」「分替わり」の様相を呈し、今後の目安（安心）が得られない……。そのため「いったいこの先どうなってしまうのだろうか……」と悩んでしまう……。

こういう状態であれば、弱気になって当然かもしれない。しかし、強迫観念を制するには、特に辛抱（ねばり）の力が必要である。症状克服のためには、弱気になってばかりはいられないのである。妄想様観念と強迫行為に翻弄された生活を何年も続けているので心身ともに疲労困憊になり、そのため明日も明後日も、一ヵ月後も一年後も……苦悩が続くと思えるのであろうが、「克服」というものは、その「過程」を経てこそ達成できるということを忘れてはならない。

大切なのは、「弱気」を味わっても、それに押し切られない！　ことだ。先のことは先のこととして今に最善を尽くすことこそが、克服への実践なのだ……という自覚をはっきりと心にいだくことである！　要は、「弱気」になってもすぐにそれを回復できる根性を、そのたびにやしなっていけばいいのである。あとは、いかなる妄想様観念にも対応できるよき指導者に出逢うことだ。

39

健常者にあまり遅れるな

★重度の不安神経症や強迫神経症に悩む人が、人格や能力の面で、健常者にまったくおよばないということは決してない。むしろ症状者の方が、人格や道徳、倫理の面においてすぐれているということも、決してめずらしくはないのである。ただ、症状なるがゆえの社会生活における「遅れ」が、人格、能力面での劣等感や不適応の実感として印象づけられてしまっているにすぎないのである。

健常者をもって社会生活適応者とする認識は間違ってはいない……。が、物事には程度がいろいろある。マラソンランナーで言えば、先頭を走る者もあれば後続を走る者もいるが、後続のランナーを「不適応ランナー」とは言わない。大幅に遅れたり止まったりしてしまい、大会運営に支障をきたすようであれば、レースでの「失格者」であろうが、それでも「人間失格者」とは決して言わないのである。

といっても当然、健常者グループの中にいたいと願うのが人情の常であろうが……。

★慢性的な不安症状があっても、「不安の自覚があったままでの人生でもいいのだ！」と決めてかかれば、一喜一憂、自信喪失の日々におちいらずに済む。しかし、自分の心身に染み込んだ不安へのこだわりやとらわれからの脱出を否定的にあきらめる習慣があると、その自信のなさによって、仕事上でのトラブルや人間関係に気をつかいすぎたりする……。するとますます用心深くなり、人の機嫌が極度に気になったりする……。こうなると必然的に、能動性や指導力が低下せざるをえなくなり、特別な強迫観念や強迫行為があるわけでもないのに、何を言い、何をするにも対応が遅くなってしまう……。

これもほどほどの程度ならば、性格のせいにすれば済んでしまうが、不安症状での「遅れ」は、別の「遅れ」になって表れたりする。それはたとえば、次のようなものだ。

どのような職場にも、先輩後輩という気持ちの上での序列はある。だが、能力などを基準にした人事考課の結果、後輩が上役（なんらかの責任者）に抜擢されることがある。このような場合、自分が症状なるがゆえにこうした結果になったとしても、症状者本人にとっては決しておもしろいものではない。当然である。積極的な勤労ぶりは苦手……。されど、追い越されるのも困る……。世の中は思うようにはいかないものである。

といっても、いつかはあきらめるしかないが、そのときは、「最善を尽くしてのことだから、これでよし！」としたらどうであろうか。そして、「周囲への気配りは必要だが、気疲れするほどに神経をつかいすぎると、思ってもいない弱気が身（心）についてしまう！」という自覚を持つべし。さらに、宴会に欠席、マージャンやゴルフにも不参加、スピーチすることにも逃げ腰で引き受けない……などと、症状を優先しての「欠席、不参加ぐせ」は、周囲の健常者に「社会生活適応に遅れた者」という印象を与えかねないことも知るべし！

「自信がない……」という習慣が身(心)についていても、仕事のことであろうがプライベートなことであろうが、話を持ちかけられた場合は、即座に意思表示せよ！　決断を下すべし！　人は、必ずしも仕事の面での才能だけではなく、すみやかに方向を示してくれる決断力によって、「仕事のできる人！」「管理職にふさわしい人！」と判断することがあるものだ！

仕事中に動悸に意識を向けすぎて、仕事の流れにブレーキをかけるなかれ！　動悸に合わせて手足を、心を、仕事に向けつづけよ！　そうすれば、気(苦)になることがあっても、何の「遅れ」も生じない！

身体のことでいつも神経過敏になっていると、「それらのことをまず優先」という感覚に支配されるようになる。すると必然的に、健常者との落差(格差)＝「遅れ」が信念化され、人生そのものが「遅れる」ようになりかねず、家庭でも小さくなってしまったりする。

「自分はどこも悪くない……」と、かなり意識的にでも自覚せよ！

★強迫行為をともなった妄想様観念……があると、単純に考えても、人より作業に時間がかかるのだから、遅れて当然である。

しかし、「健常者に遅れないように心がける」ことは、「治る」ための最善なる克服法である。遅れないことは、人の迷惑にもならず、自分のためになる……。こんなにいいことはない。それでは、どのように対応したら、強迫観念と強迫行為があっても、あまり遅れずに済むのだろうか？　それには、「流れる心」を駆使することである。

★会社の営業マンである強迫神経症者……。たびたび**営業会議への出席**がある。

三十分後に会議室に集まることになっている。順調に時は過ぎ、強迫観念も今はなく、まさに平穏そのものであった。が、予期せぬときに症状が湧いて出た……。「いやなこと」に遭遇して（とらわれて）しまったので、その観念を振り払うため、充分に石鹸を泡立て、充分にすすぎながら念入りな**手の洗浄**をしなければならない……。それを済ませないうちは、会議どころの話ではない。同僚たちにまた怪訝《けげん》に思われることなどかまわず、強迫行為を最後までつらぬこうとする……。まさに、強迫観念の威力とも言うべきか……。

されど、こういうときにこそ、「流れる心」のエネルギーを発揮させるべきなのだ。私はそれを決して無理強《じ》いするわけではないが、ここでは、それができる「あなた」だとして話を進めよう。

この場合、二つの方法が考えられる。

一つは、石鹸の泡立てとすすぎを五分で済ませるというものだ。この方法をとる場合は、「たとえ時間が短くても、ぜんぜん洗わないよりはいいのだ。よく考えてみれば、人が手を洗うときは、この程度の時間なのだ……こういう場合に手など洗う必要がないのは百も承知だが、五分で済ませてしまえばいいのだ……そうすれば、会議に遅れずに済む……」という気持ちで、あわてでもいいからさっさと洗い、大急ぎで会議室へ駆け込むべし。そしてすかさず議題に全神経を集中し、会議の内容へどんどん思考を注入していくべきだという自覚に燃えることである。この会議に必要なことを論ずる一員(一人)になりきっていくしかないのだ。あたかも強迫観念などが立ち入る隙《すき》などないかのように決めてしまっている心の状態で数時間が過ぎてしまえば、決して人に「遅れ」をとったことにはならないのである。

もう一つの方法は、次のようなものだ。

手を洗いたい衝動に駆られた……。だが、十五分もかかって手を洗っていたのでは会議に遅れてしまう。「だが待てよ、あれぐらいのイヤなことでは手を洗う必要などないぐらいだ……とにかく今は洗わないぞ……どうしても洗いたかったら、会議が終わってからにすればいい……いや、洗わなくてもいられるかもしれない……」として、さっさと会議室に行ってしまうべし。この場合は、「手が汚れているという強迫観念に駆られても、我慢できるものだ……」という、数時間にわたって耐えた実績が少なくとも得られることが大切なのである。この洗わずにいられた時間……が、この先蓄積されていけば、「点」がやがては「線」となって、克服につながる可能性が大きくなるのである。

40 子どもを愛せ

★自分の息子(娘)でも孫でも、他人の子どもであっても、その天真爛漫《らんまん》な笑顔や純真無垢《むく》な姿を目《ま》のあたりにすると、特に**乳幼児**の愛くるしい笑顔の前では、不潔恐怖症の力も弱まるものである。

つまり、「許容できる」と思える感覚は、「きたなくない」と思える感覚と一致するのである。そのような心理が症状に大きな影響を与えることも知っておくべし。たとえば、「好きな女性」のツバキはきたないとは感じないが、「嫌いな女性」のツバキはきたないとしか感じないし、感覚的には我慢ならない……ようなものである。

だから、いかに症状があっても、「かわいくて仕方がない……愛すべき孫」という確信がいだければ、ある程度の辛抱力は発揮できるものである。あちこち這い回った手の平をくっつけられても、耐えうるものである。「きたないはず……」ではあるが「そう思いたくはない」とする精一杯の願望を込めての「適応力」は、理屈を超えての「我慢力」と変ずるのだ。

そうした生活態度をおこたることなく、今後もたえず子どもに関わる意志を放棄しないでさえいれば、不滅の心的エネルギーである「流れる心」の効果を得られるのである。

★重度の強迫観念に見舞われながらも、かわいい赤ちゃんを出産した若き症状者……。夫も自分も望んでの出産であり、症状とのせめぎあいでの**子育て**を余儀なくされることを一応は覚悟していた……。

ここで心して述べておくが、「赤ん坊はかけがえのない私の子ども……かわいくて、純真で、決して手放せない……この子は私を母に選んだのだ……神よ、ありがとう……こんなにかわいい子をさずけてくれて……かわいい私の子ども！……」と症状者が信じて思い込んでも、決して間違いではないのである。

「初めに赤ちゃんありき……症状なんて二の次、三の次……」と、慈愛《じあい》に満ちた「母心」を発揮してみよ。そうした心境こそは、想像以上に立派な育児能力につながるのだ。「症状があるから母親失格」などでは決してないのである。

かわいい赤ちゃんのためなら、夫も育児を手伝ってくれるだろう。しかし、夫の協力、善意、理解には素直に感謝すべきだが、それに頼りすぎてしまい、赤ちゃんへの関わりを減らす破目におちいらないようにすべし。

育児においては、症状の「見えない力」に屈して「手抜き育児」に追いやられることなく、子育てにあこがれつづけていく意識が絶対に必要なのだ。つまり、症状に支配されずに母親の役目を果たしていくことこそが、あなたにとっての克服なのである。症状をさらにエスカレートさせたり、新たな強迫観念や強迫行為の味などを知ったりしない（おぼえない）方がいいのである。むしろ「子どもはかわいい……子どもは誰よりもかわいい……」という感覚におぼれてしまうぐらいの方が、症状の出番を減らすものなのだ。

子どもはかわいがるべし！　そのことを忘れるなかれ！

Ⅲ 「流れる心」の達人になろう

41

完全癖《へき》に翻弄されるな

★どういうときに「完全」と言うかの条件が決められている場合には、完全看護、完全試合などのように「完全」は可能である。ロケットの打ち上げにしても「完全」な点検が必要である。人の健康診断にしても、誤りのない完全な検査は絶対に必要である。すると当然、そうしたことに関わる人は「完全」への欲求を発揮すべきであり、「完全欲」こそは尊いものとなる。日常生活における戸締まり、鍵かけ、火の元やガスの元栓の確認などは完全に行なってこそ、その目的にかなうのであり、いい加減では困るのである。

だが、完全癖《へき》となると話は別である。これは、健全な欲求(要求)の壁を超えた神経症的態度での「繰り返し」「やり直し」を、自分が納得するまで行なう行為である。必要以上(過度)の行為が著しく見られる場合もあるが、観念(頭の中)だけでやりとおす場合もある。その場合は、はた目には不自然に見えないから、健常者との識別はむずかしい。そのため他人の目が「抑止力」とならず、症状の進行に歯止めがかからない。つまり、意外と重度な症状なのだ。こうなると、治る治らないは、症状者の克服能力が大きくものを言ってくる。

★食物を摂取するとき、栄養価の高いものを食べる必要はあるが、食べすぎれば栄養過多を起こし、身体の具合いを悪くしてしまう。また酒を飲むとき、アルコールのほどよい「たしなみ」はストレス発散や熟睡をもたらしてくれるが、度を超すと、アルコール依存症におちいってしまい、精神的な病いだけでなく身体をもこわして、人間がダメになりかねない。完全欲も、こうしたことと同じなのである。

完全欲は尊い。しかし、度が過ぎれば不健康(病気)になる、ということを知っておくべし。

★完全癖は必ずしも強迫神経症に限られたものではない。不安神経症の場合にも、それほど陰湿ではないが、それなりに見られるものである。

たとえば、胃の具合いが悪いので**病院での検査**を受けた。しかし、悪性の症状ではなく、たんなる食べすぎや胃炎だと診断されても、医師を信頼せず、何ヵ所かの病院めぐりをしないと気が済まない……。

胃の症状が一見、疾病《しっぺい》恐怖や心気《しんき》症によるものだと思えても、不安神経症には独特の不安喚起がともなう。そのため症状者は、必ずしも病院めぐりをしないまでも、検査結果待ちの心境たるやかなり落ち着かなかったりする。たとえ「異状なし」の診断であっても、「医師の検査能力が不充分だったのでは……」と思ったりで、安堵して胸をなでおろす心境は七割程度だったりする。

これは素直さの欠如とも言えるが、こうなるのも心のどこかで「完全癖」がうごめいているからである。このときの心境は健常者の安心しきった状態とは少々違い、症状的感覚を当分は曳《ひ》きずるものである。このようなすっきりしない気分での毎日であっては、くだらない「完全癖」によってますますストレスが積み重なってしまう。

となれば、やはり、意識改革は必要であり、「流れる心」の出番のときだと気づくべきであろう。

★といっても、誤診は絶対に皆無であるとは断定できないので、健常者的な健全な心の働きをもって、別の病院（医師）で改めて診断してもらうことにした。

それでも、自分（症状者）の基本的性格まで完全に変えることはできなくても、完全癖による弊害を防止（抑制）する可能性は充分に残されている。

ここで、医師から「どこも大したことはない」と診断されたなら、自分のいつもの完全癖を牽制してしまうことだ。すぐには納得の気分になれなくても、「健常者と同じように診断を信じる！」ことに心を向けるのである。

しかし、どうしてもそれができない場合には、「必要経費」は最小限にして、それ以上気にはなっても、「完全癖が疑いを持たせているのだ！　次から次へと仕事やその他の用向きに心を流していくしかないのだ！　私は元気なのだ！　健康なのだ！」と、プラスの思考と実践を行なう毎日にすればいい。そうした習慣性こそが、「完全癖」の出番をなくすことにつながるのである。

★完全癖による弊害が顕著に診《み》られるのが、強迫神経症における「妄想様観念」と「強迫行為」である。

強迫観念の内容に苦悩しても、観念でのやりくり（儀式）をしないで済む者もいるが、ほとんどの場合、観念でのやりくりで安心を得ないと事が進まない。こういう場合、行為はともなわないものの、経験豊かな専門家なら、不自然な表情やぎこちない身の動きなどから、なんらかの「儀式」に気づけたりするものである。当然、強迫行為（手を洗ったり、往ったり来たり……など）があれば、誰の目にも奇異な姿と映ってしまうが……。

観念だけでの儀式も、行為をともなう儀式も、所詮は完全癖の虜《とりこ》になってしまった結果である。ということは、完全癖の虜《とりこ》になった状態から「自由」な心の状態になることが克服なのである（ここでは、具体的な強迫観念の内容や儀式の内容を挙げても際限がないので、細かいことは本書の他の箇所や、拙著『強迫神経症は治る』『強迫神経症克服マニュアル』で学んでほしい）。

この場合の克服法としては、どのような観念に見舞われて（とりつかれて）も、「決して怯えないぞ！　そんな観念に私をダメにする力などないのだ！」と、自分によく言い聞かせることだ。そうした布石（心の準備）を打っても楽な気分になれない場合には、少々の「必要経費」（観念でのやりくり）はつかうかもしれないし（やりくりなどしない方がいいのだが）、著者としても一応は容認するが、油断すると、不充分感覚に支配されて、とめどなく「やりくりのやり放題」におちいってしまうであろう。

症状者よ、ここが重要なのである。この段階こそが「克服峠」とも言うべき大切なポイントなのだ。ここで特に大切なのは、「気分が不安定であっても、不充分(不満足)であっても、ここでやめるしかないのだ！」という自覚に満ちた気持ちを、積極的に真剣にいだくことである。他者に見抜かれる心配のない、それゆえ抑止力不在をよいことにしての、頭の中での「やり放題」の完全癖を止めるには、症状者の気力しか頼りにならないのだ。

症状者におかれては、自分自身で「一〇〇パーセント」の対応をするしかないということをお忘れなく……。

★不自然な身の動きをともなう強迫行為についてだが、これは観念でのやりくりだけでは埒《らち》が明かない質《たち》のものであり、視覚、触覚による物理的な確証(裏づけ)がなければ納得(目安)が得られないものだ。そのしぐさは不合理に見えるが、症状者は儀式に真剣に取り組む……。その姿はまさに尋常ではない。そして症状者は、「わかっちゃいるがやめられない……」と思い込んでいる……。

儀式の内容は症状者によって千差万別である。机の引出しを何回も開け閉めする。引き返して道路の石を踏み直す。本などに何回もさわる。シャツを何回も着たり脱いだりする。風呂で身体を洗うときの感触(圧力)や、手を上げ下げしたり往ったり来たりするときの手足の感覚が自分で納得できる程度になるまで、同じことを繰り返す。

儀式の内容はどうあれ、「何回も繰り返す」という行為を余儀なくされた場合にこそ、「必要経費」も最小限にし、それ以上の強迫行為をしたくても、その誘惑に乗らないような精神力が必要なのである。要は、完全癖に翻弄されないための「余力」を発揮すべし！　ということだ。

「引き返したい衝動に駆られても、くだらないマイナスの自己暗示などは無視する」「手足の感覚に注文をつけない」「風呂での身体洗いなど完璧でなくてよい」「シャツを着替えるときの感覚なんてどうでもいい、着ればいいのだ！」「道路の石などいい加減に踏みつけてしまえ」

このように、儀式の値打ちなどは拒否してみよ。そして、「何も起きやしないのだ！　健常者の感覚はみんなそうなのだ！　それらのために災いなど起きるなどというのは、医学的にも科学的にもまったく根拠がないことなのだ！」と思ってしまうべし。

強迫行為をしなかったという実践を経た症状者こそが、大いに徳（得）をするのだということをおぼえておいてほしい。「災い云々……」は、症状者の心の持ち方しだいなのだ。

42 入浴にどう関わるか

★入浴はとてもよいものである。心身（浮世）の垢《あか》がとれて活性化する実感があるはずである。

湯上がりのビールの味はこたえられないという人もいるだろう。そんな気分であれば、その日のストレスも発散され、熟睡もでき、おのずと自律神経のバランス維持に効果が出てくる。

不安神経症者であれ強迫神経症者であれ、「入浴」そのものの快感は充分に知っているし、今後の人生においても、入浴を放棄する気持ちなど微塵《みじん》もないはずだ。本心では、以前のように入浴の楽しみを味わいたい欲求に変わりはないのである。

だが、妄想様観念と強迫行為に徐々にさいなまれた状態になっていくと、「仕方なしの入浴」「強迫行為(儀式)をともなう入浴」になってくる。すると、ますます精神的、身体的に重労働をともなう入浴になり、だんだんと入浴日数の間隔があいてきて、月に二回か一回になったりする……。

これはほとんどの場合、症状の悪化や症状停滞の度合いなどに比例している。だから逆に、入浴時間が短くなれば、症状(とらわれ)の軽減や心の流れの増加を意味するのである。しかし、入浴回数が月に二、三度だからといっても、社会生活(収入)がゼロになるほどの重度の症状者(強迫神経症者)かといえば、強迫観念の内容によっては、必ずしもそうでない場合も多い……。症状とはまさに千差万別であり、簡単には測れない不透明なものと言えるのだ。

★いかなる神経症で苦悩する人であっても、風呂にはゆっくりと入りたいものである。だが、そうはいかないのが症状者の心理なのだ。たとえば不安神経症の場合、特に強迫観念や強迫行為があるわけでもないのに、必要以上に気をつかいながらの入浴をする症状者もいる。

ちなみに、入浴に時間がかからず、リラックス感が充分だからといって、社会生活(外出)においても何も気(苦)にならないとか、一人での留守番が平気だという考え方(診方)は、必ずしも当たってはいない。この点は、強迫神経症のとらわれに苦悩する者とはかなり違っている。

★不安神経症者は入浴において何が不安になるのだろうか?

症状の真っ最中の人は、のんびりとした気分で入浴できない。人によって程度の差はあるが、不安のことばかり頭に思い描いていては、入浴の心地よさを味わう余裕はない。さっさと洗って、まるで密室から脱出するかのような急ぎの心境になったりする……。また、入浴による緊張のため、身体があたたまってポーッとしたぬくもりを知覚しても、卒倒や脳溢血、動悸への妄想的な恐怖と結びつけてしまう……。必死にもがくようにして身体を洗う症状者……。その緊張と興奮状態のために、汗がしたたり落ちる……。

こういう場合には、あわてず、興奮せず、「早く洗わねば!」と自分を急がせもせず、「落ち着いた気分で入浴した方がいいのだ! なんとなく不安感があっても、それはそれとして、身体を洗えばいいのだ!」と思ってみよ。といっても、「急がず、ゆっくりと入浴しなければならない……」などと思え……と必ずしも言っているのではない。急ぎ気分の中にありながらも、気持ちとしては、手をゆっくりと動かして身体をこすり、髪にもゆっくりとお湯(シャワー)をかけるということだ。そうする方が、心と身体のためにも一番いい自己暗示になることが多いのである。

★強迫神経症の場合には、「さっき（今日）きたない思いをしたから……」という必死になっての入浴がある。特に、「不潔な目」に遭《あ》ったときは、「風呂を上がるまで気の抜けない入浴は面倒くさい……」といった心理状態を超え、必死の形相での入浴となる。

それでも入浴後は、いやな不潔気分が払拭されて、新たな気分になれる。しかし、肌着をつけるにしてもパジャマを着るにしても、妄想的な内容をともなう手順を経るので、家族はほとんど手出し（手伝い）できない。もちろん、それは本人（症状者）に任せておくしかないことだ。

症状者よ！　これほどに複雑な入浴手続き（自分なりの方程式）が家族にも理解不可能だということは、百も承知しているだろう……。だから、症状克服は自分でなんとかしなければならない。こんなに複雑になったのは、「もっと充分に、もっと完璧に……」と、みずからがエスカレートさせた結果であることは、自分自身が一番よくわかっているはずだ。

★入浴中の強迫観念や強迫行為の簡素化を図ってみよ。「完璧に洗わねばならない！」と思うのではなく、「ほどほどの洗い方でいいのだ！」と思うことから始めるのだ。風呂場に入るたびに、「ほどほどでいいのだ！」と、自分の心に言い聞かせよ……。そうすれば、そのうちには、できそうな気がしてくるのである。つまり、そうした気になるのにあこがれることを自分に教えていくのだ。

その願いが実り、入浴時間が今までの三時間から一時間ぐらいになっていけば、強迫行為での入浴は改善したということなのだ。と同時に、強迫観念や強迫行為に関わるそうしたプラスの能力こそは、入浴以外の社会生活にも活用できる能力であると自覚できるであろう。

そうなれば人によっては、それまでの人生観も、実際の行動も、かなり違ってくるはずである。なぜならば、健常者と同じように入浴できるようになったというだけで、あるいは、症状的な気配が薄れたというだけで、たとえば富士山に一度も登ったことがなくても、ゴルフを一回もしたことがなくても、飛行機に一度も乗ったことがなくても、マージャンができなくても、運転免許がなくても、家を建てる(買う)ことができなくても……人は決して「あなた」のことを社会生活不適応者だとは見ないし、「あなた自身」もその克服エネルギーの力によって、やたらに抑うつ状態などにも落ち入りやしないだろうから。

★何ヵ月も入浴できない(しない)となると、その間は不快な気分でいなければならないし、仕事や家事にも気持ちが入らないものだ。つまり、「流れる心」にブレーキがかかったような状態だから、朝の目覚めも悪く、抑うつ気分に拍車がかかったりするのだ。

心と身体のためにも、入浴後の快感は忘れないでいてほしい。心や身体の垢《あか》を流すことは、「流れる心」のためにもとてもよいことなのだから。

43 「きたない！」「嫌い！」という感覚にとらわれるな

★人生の目標であれ、仕事や学問での目標であれ、趣味での目標であれ、何かの目標達成をめざせば、「流れる心」の出番となるものだ。もしそうした目標がないならば、現在の心の状態でできる範囲でいいから、「何かを求めよう！……」と、自分に問いかけてみよ。求める心があれば、いつかはむくわれるものである。特に「きたない！」「嫌い！」という強迫観念をいだく症状者にとっては、症状以外のことへの思いが必要である……。

★不安神経症であれ強迫神経症であれ、「外出は不安だから嫌い！」「遠出は嫌い！」とか「外出すると多くの人に触れるからきたない！」「間接的にでも、きたないものが伝染するような気がするから嫌い！」「望んでもいないのにいやな観念が浮かぶから外出は嫌いだ！」などと言う症状者は多い。はっきり言えるのは、症状者は「嫌い！」「きたない！」とこだわり、とらわれてしまっているということだ。このように症状に一方的に翻弄されている日々であっては、健全な「心の流れ」でないことを露呈しているようなものである。そうした状態に勢いをつけるようでは、みずから自分の心にブレーキをかけていることになるのである。

そこで著者である私としては、あなたが決めつけている「きたない！」「嫌い！」という感覚に注文をつけたい。「あなた」のものの見方と考え方、それに準じた行動は、克服にとって間違っているのではないか？　と。どうであろうか？　どうせ、そんな感覚は幻なのだから、放っておくべし。

★「私は**外出不安**だ……近所の人に買物に誘われたが行く気がしない……やたらに買物に誘う『あの奥さん』は嫌いだわ……」

善意、好意で誘ってくれた隣人愛の人を「ありがた迷惑」だと感じる……。さらには、その人の人格までも疑いかねないくらいの「あなた」……。他者否定どころか、攻撃的な気分さえ感じさせるこうした考え方は、社会生活不適応からの脱出に手をさしのべてくれる善意を拒否しているようなものだ。

このような場合に、「好感」「感謝の念」「信頼感」をいだいての対応ができるのであれば、その心的エネルギーこそは、外出不安などを乗り越えていけるものである。つまり、マイナス気分に左右されての外出への感情をプラス思考で満たそうとすれば、なんとなく「行けそうな気持ち」になれるものなのだ。くどくどと何度も自己暗示しないまでも、「気心の知れた奥さんといっしょだから何の心配もいらないわ！」という気持ちになるだけで充分なのである。

こういう場合、強がり気分になるよりも、「どうぞよろしくお願いします。誘ってくれてありがとう……」という親近感と信頼感を喚起する方が、その素直な感情によっても、「緊張と力み」がゆるむものなのである。そうすれば心の状態も、それなりの柔軟性を発揮しやすくなり、その結果、外出が嫌いではなくなっていけるはずだ。

★朝から晩まで、「きたない」こと（物）としのぎを削《けず》っていては、いつになっても強迫観念からは解放されない。

ことあるごとに、たえず「きたない！」「きたないのでは？」「きたないかもしれない！」などという感覚を駆使していては、みずから症状を拡げているようなものである。これはたとえば、「人は動機さえあれば泥棒を働くものだ！」と思ってばかりいると、条件反射とまでは言わないが、「この人も、あの人も、動機があれば盗みを働くかもしれない……」と、人の顔を見るたびに、その思考にふさわしい感情の発露が始まってしまうのと同じである。「今はそう思っていない……という認識があっても、そうした感覚に支配されかねない……」という考え方が完全に間違いだとは断言できないからだ。

人（しぐさ）や物を見るたびに「きたない！」と思ってばかりいると、ことあるごとにそういう感覚が前面に出てきてしまい、なんとなく「手を洗いたくなる気分」や「手を洗わなければいられない衝動」に駆られるようになるかもしれない。「きたない！　と感じても、そんなのは考え違いだ！

思い込みだ！」と思えればいいのだが、「きたない！」「いやなヤツだ！」と四六時中思っていれば、「本当にいやなヤツ！」に思えてくることは確かであろう。

★不潔恐怖の場合、目の前の食べ物を「どんなにかきたない手で作ったかもしれない料理……」と見てしまうと、食欲のためにヨダレが出るということはなく、感謝の念も湧かず、「第二の脳」とさえ言われている敏感な胃も緊張してしまい、味覚も食欲もそこなわれてしまうものだ。そうすると、おいしく食べるとか、話がはずむということもなく、健全に流れる心での食事ではなくなってしまう。つまり、あらゆることや物に「きたない！」という感覚を働かせると、強迫観念の克服にブレーキがかかるどころか、むしろ症状の悪化に拍車をかけてしまうものなのである。

44 苦手なことを増やすな

★「苦手なことが増える」というのは、症状に起因する苦手なものがあり、その「症状の力」によってさらに多くのことが苦手になるということである。

意識では早く克服したいと思っていても、そう簡単にはいかず、むしろ症状に引きずり込まれていくのが現実である。症状者は否応《いやおう》なく、そうした過程を経験する。

克服のためには、習慣性とも言える「こだわり」や「とらわれ」の「濃度」(度合い)を必要以上に濃く(重く)しなければいいのである。なかなかむずかしいが重要なのは、こだわらず、とらわれず、症状の深みにはまらずに、その過程を通り過ぎていけるかどうかである。

確実に言えるのは、多少はとらわれているようではあっても、症状的な「こだわり」や「とらわれ」の味を本格的に知らずに済むことが一番いいということである。

★不安神経症において「苦手なこと」を増やさないというのは、どういうことなのだろうか？ 去年までは平気だったのに、今年になって苦手になったこと(物)が多くなっている……。こうしたことについて、「あなた」なりに思い当たることはないだろうか？ 逃げの心理ばかり駆使していては、症状は簡単にエスカレート(悪化)するものである。いや、みずからエスカレートさせるようなものなのだ。

★不安神経症者にとっての「苦手なこと」は、どうして増えていくのだろうか？ どうすれば「苦手なこと」を抑制できるのだろうか？
「苦手なこと」が増えるのは、予期不安などにこだわるからであり、それを抑制するには、こだわる心をゆるめて、無限の心的エネルギーである「流れる心」の活用をひたすらに実践しようとすることである。

★「最近は家族の誰かといっしょでなければいられない……だから、決して**一人で留守番できない**……」とか「数日間、家族が田舎へ泊りがけで出かけるなど耐えられないし、承知などできない」と思い込んでいる不安神経症者の場合、漠然とした予期不安であろうと、マイナスの追求思考による不安であっても、そうやって決めてかかってしまっていることが問題なのである。

自分を過保護にせず、少々おおげさな言い方だが、一人での留守番をみずからに課す意気込みがあれば、家族の数日間の留守もどうにか乗り越えられるものである。

留守の間は、親戚や知人、友人との電話による不安拡散を図るのもよい。あるいは、おもしろいバラエティー番組を観て、夜はさっさと布団《ふとん》に入り、明るい太陽の日差しに満ちた朝まで寝てしまえばいい。そして、プラスの追求思考に支えられながら、留守の数日を過ごしてしまえば、家族はやがて帰宅してくるのである。

慣れなのだ！「一にも慣れ、二にも慣れ」である。たとえ不安な心境での数日間であったにせよ、一人での留守番という「実績」の積み重ねこそが、「一人でもいられる……」という健全者感覚をよみがえらせるのである。

★不安神経症におちいって何年もたつが、まだ逃げの心理をかなり働かせてしまう……。だが、どうにか頑張って会社勤めをしているオフィスガール……。著者としては、症状があっても働きながら克服せんとする意気込みにエールを贈るものである。

身体的にはどこも悪くないという診断を受けてはいるものの、**動悸**が気になって仕方がない……。気にすまいとすればするほど気になってくる……。心と身体の関係はこんなものである……と思ってしまえばいいが、なかなかそうはいかない……。たえず手首に指を当てがい、脈拍を数えたりして、心臓の音に全神経を集中したりする……。パソコンのディスプレイに視線を向けてはいるものの、心はつねに内(心臓)に向いている……。

症状者は、これだけでもかなりの神経疲労におちいるものだ。通勤中や外を歩いているときも、動悸が気になって仕方がない……。これも一種の知覚過敏と言えるかもしれないが、それほどおおげさに対応する必要はない。むしろ、動悸に合わせて仕事をするぐらいが好ましい。

といっても、読者の中にはどういう意味かわからない人もいるであろう。つまり、鼓動や動悸に抵抗せず、気になってもならなくても、意識してもしなくても、「生きているから鼓動(動悸)を感じた(意識した)のだ。だから、これでいいのだ……マイナス思考は不要なり……目の前の目的に意識を向け、次から次へと仕事の流れに乗っていけばいい」という思考を駆使するのである。

「動悸や鼓動が気になるのは気持ちの問題であり、害はまったくないのだ」と信じてしまうべし！　するとやがては、「動悸のことを深く考えても仕方がないんだ」と、あきらめるしかないことがわかるはずだ。器質的な病気でない動悸や鼓動に、苦手や苦悩の対象にする値打ちなどないと知るべし。

★強迫観念の場合、「苦手なこと」が増えると（増やすと）、たいてい陰湿な気分と執拗な強迫行為がともなってしまうものだ。強迫度、恐怖度が高ければ、それだけ儀式も執拗で複雑化することが多い。すると、たんに苦手だというにとどまらず、社会生活適応能力さえもそこなわれ、まるでその能力を剥奪《はくだつ》されたかのような気持ちにさえなる。だが、このような場合でも、最終的には自力（心的エネルギー）で克服するしかないのである。

★強迫神経症者は、どのような場合に「苦手」という落とし穴にはまり込んでしまうのだろうか？　強迫観念による恐怖など、味わわない（知らない）方がどれほどに幸せであるかは、体験者でなければわからないものである。だが、「苦手なこと」ができるきっかけは、いつでも、どこにでもあるし、みずからつくり出してしまうものなのである。

不潔恐怖で悩みながらも、今、どうにか会社勤務ができているビジネスマン……。もちろん、不潔感をおぼえる対象は一つや二つではない。身動き一つで複雑な不潔感覚がにわかに湧いて出たり、それにとらわれたりで、まさに強迫観念で大忙しである。

毎日利用している最寄りの駅の**自動改札機**……。ふだんは、何の変哲もなく見える改札機……である。しかし、下に落とした定期券をひろい上げ、すばやく入れ直して通り抜ける乗客を目撃した症状者は、「きたない！」と瞬時に感知した……。すばやく隣りの改札機に移動し、自分の定期券を入れる……。そして、「あの改札機はもう使用しない！」と決めつけてしまった。当然、当分の間、かなり意識的にその改札機を目の敵《かたき》にし、警戒することになった……。

このとき、「他の改札機も汚れているかもしれない……」と、マイナスの追跡思考はしない方がいい。せめて「他の改札機はなんともないのだ！」と信じる気力が必要である。その後も気にしながらの通勤であろうが、その「改札機」を不潔視しないことである。そうでないと、いちいち気にしていたら全部の改札機が使用できなくなってしまう！　そして、一、二日もしたら、「あの改札機」も使用してしまうことだ。きっとできるようになるから。

★毎日、毎日、多くの乗客たちの定期券が出入りする**自動改札機**……。改札機の汚れが気（苦）になる症状者は、次のように心に決めるべし。

「こっちの改札機はきたない……あっちのはきれい……と決めつけるのは無意味だ……改札機は、さまざまな人に接触されながら活動しているのだ。改札機の「身の上」にはいろいろなことが起きるけれども、そうした社会活動の感覚につき合っていくしかないのだ！」

こう決めれば、「電車が入ってきた……急げば間に合う……」というときに、たまたま「きたない改札機」を通ろうとしていることに気づいても、それほどの恐怖心もなくそのまま定期券を入れることができるのである。ふだんのプラス思考による布石が、不潔感を稀薄にしてしまっているからだ。そうすれば、その後の心理状態においても、「何があっても、どの改札機でも通れるものだ……」という確信さえいだけるようになる。

このようにして「苦手なこと」を増やさないでいれば、その駅の改札機を通した「定期券」を必ず拭くとか、水洗いするといった最悪の状態（エスカレート化）は防止できるのである。

★公衆電話に対して、「あの受話器はきたない！」というレッテルを貼る破目におちいった症状者……。

しかし、「いちいち疑ってかかっていたら際限がなくなってしまう！」と、先ほどの改札機についての場合と同じように、プラス思考で判断しようとする心を働かせての日々であれば、それは受話器への友好の心の発露であり、身（心）についた「きたない感覚」にも大きな影響を与える。その後たとえ、その「きたない（?）受話器」を使用してしまったとしても、恐怖心どころか「仕方がない……」というあきらめの心が働くものである。つまり、「ここにある受話器は全部きたない！ 信用できない！」といった否定的、思い込み的な感情で対応する気分が萎《な》え、いい意味で、たんに「利用させていただく受話器」という感覚でいられるようになり、「苦手なもの」というレッテルを意地になってまで貼ろうとする気にはならないものだ。

こうした「流れる心」のエネルギーを活かせるのであれば、ぜひ他の強迫観念にもじょうずに活用していただきたい。

45
「好き！」こそ克服の力なり

★何ごとも好きなことであれば、頑張りがきくものである。「好き！」という気持ちによって精神力（心的エネルギー）の発揮の程度に違いが出てくれば、仕事の面でも神経症状の面でも、それなりに対応の仕方に変化が表れてくる。とりわけ、神経症克服における「頑張り」には、その心の問題にふさわしいエネルギーの発揮が望まれるのである。

それゆえ、不安神経症であれ強迫神経症であれ、「好き！」という感情によって喚起された心的エネルギーに便乗して「流れる心」を駆使する生活こそは、智恵のある克服法だと言えよう。

★「不安なことで頭（心）がいっぱいだから、他のことに興味や目的を求める気など起きやしない……！」と確信的に決めてしまっては、智恵を発揮しようとする意志（意思）がないに等しいのである。

人は、「ものぐさ」のままでいいと思っていると、少しはあった積極性や能動性などが弱くなってしまう。そして、体力までもがおとろえてくる。気分は体力をも左右するのであり、それゆえ、まさに心身は一つなのである。

ということは、症状克服のためには、まずは「好きなこと」「好きな場所」などを求めようとする気持ちになってみることだ。そうすれば、それなりの「心が流れる道」にきっと出られるはずである。

★一人での外出ができないような最近であっても、出かける必然性へと通じそうな「興味が持てる（かもしれない）対象や場所」がなんとなくでも見つかれば、いつか心は動き始めるものだ。外出できるようになってから好きな対象をさがすというのではなく、目安（安心）を得られそうな対象をめざしてまず外出してから、その後に生じる義務を果たすようにして心を流す……という方が、症状を前提にした生活よりもはるかに症状克服には有効である。

生活必需品が買える気のきいた（好きになれそうな）店をさがすために少々遠出をしてみる……。友人（知人）宅を訪問してみる……。目的地は到達可能な範囲（距離）内でいいから、外出の必要性にせまられるような状況に自分を置いてみる……。この積み重ねの果てには、一人での外出を余儀なくされても、それを仕方なしにでも受け入れる自分、行けそうな気がしている自分に気づけるはずだ。

外出目的は、自分なりに自分自身で決めるしかないのである。しかし、「能動的」な思考によって心に慣れを教えていれば、きっと身体も動き始めるのである。

★はたして、中途半端に「好き！」なことで、頑固な強迫観念を制することなどできるのだろうか……と思えなくもない。しかし、そうした対象が見つかり、心を流そうとする気があれば、岩をも動かすほどの力を発揮するものである。つまり、「行く気がしない！」「やる気がしない！」といった否定的、消極的な気分に「その気」（克服への意欲）を起こさせるには、前向きなお膳《ぜん》立てが必要なのである。それも、自分で治そうとする意欲の現れだと言える。

★外出恐怖、乗車恐怖、閉所恐怖、高所恐怖、視線恐怖……その他の雑念恐怖のいずれか（あるいは複数）の症状で苦悩する症状者……。その彼（彼女）が、ある**商品を欲しくなった**……。しかし、それはMデパートで売っている……。

症状者は、「外出はしたくない……できない……」という強迫観念で苦悩しているが、Mデパートに買いにいきたい思いはある……。しかし、外出が怖い思いもかなりある……。電車で二十分はかかるそのデパート……。目的の商品は七階の特設会場で販売されているという「ダイレクトメール」が送られてきている。

「このダイレクトメールに心を動かされた（興味をいだいた）ということは、買いに出かける！　という布石が打たれたも同然だ……」と思ってみるのが、じょうずな「流れる心」の駆使法であろう。外出を一回一回積み重ねれば、やがては多くの強迫観念も制することができる。いちいち意識していなくても、多くの症状は「勝手に」よくなっていってくれるものなのだ。これが「治さずに治る」……ということである。

★妄想様観念に支配され、まったく身（心）動きができない状態……と思い込んでいる症状者の克服にとって、「好き！」な物や人はどれほどの効果があるのだろうか？

私を訪ねてくる多くの症状者は、そのほとんどがあらゆる療法を体験している。関係妄想（二次的、三次的……な妄想）による苦悩は、想像以上の苦しみであり、症状者は社会生活不適応の実感をいやになるほど味わわされている。ここで指導者に必要なのは、完全に近い共感性と、「流れる心」への糸口に気づけることであろう。

しかし、ここでは自力で克服してほしいので、たとえそのような重度の症状であっても、社会生活適応をめざし、なんとかよくなってもらいたい。そのためにまず、今「好き！」なもの（対象）がなくても、せめて「好き！」な対象を「求めようとする」気持ちになることから、しかもやっとの思いでもかまわないから、始めたらどうだろうか。

どこの治療機関（専門家）の指導も受けていなければ、自分の心と身体の健康は、自分なりに自分でよくしていくしかない。といっても、私がとなえる「流れる心」による克服法が一番だと言っているわけではないが、自分自身の不滅の心的エネルギーの活用によって道が拓かれるのであれば、この克服法は間違いなく「貴重」であろう。私（専門家）は精神的な援助はするが、最終的には自分（あなた）の心の症状は自分で治すしかないのである。

★「好きなこと！」「好きな物！」「好きな人！」……といった対象は、ないよりもあった方がよく、どんな内容や程度の強迫観念にも治療的な効果を秘めているものである（このように親切に説明するのは、克服への「計算」をあまりにも意識する症状者にとっては、必ずしもプラスになるとは言えないが……）。

では、具体的には、どのようにしたらいいのであろうか？　それにはまず、「好き！」な対象……を見つけることである。というのも、妄想様観念で苦しみ、「好き！」な対象があったとて無意味なこと……と思い、長年にわたっての信念化の様相をきたしていれば、多分「好き！」な対象をほとんど見過ごして（見逃して）いたはずだからである。症状で苦悩中（治らないうち）はどのような目的が見つかっても所詮は無駄だ……という思考や感情では、心も前向きには働かないし、動けないものである。

★いかなる強迫観念で苦悩していても、天井を見上げて、とらわれと格闘しているだけであっては、不安、恐怖、葛藤、抑うつ状態などに見舞われてしまうだけである。自分の心の窓をぴったりと閉めたり、鍵をかけたりしないでほしい。不安、恐怖が棚引く今であっても……いつでも「出入り」できる心の状態にし、「好きなこと」のために、あるいは「好きになれそうなこと」のために風通しをよくしておくべし。

たとえば、喫茶店で一時間ほどのんびりしてみる……電車やバスに乗って、親戚の家へなにげなく出かけてみる……近くの公園にぶらりと散歩に行ってみる……パチンコに行ってみる……スーパーマーケットにジュースなどを買いに行ってみる……本屋で立読みしてみる……外食してみる……魚釣りに出かけてみる……映画を観に行ってみる……カラオケに行ってみる……家族が外出するときにいっしょに従《つ》いていってみる……。

こうすれば、ただ家族に従いていくというだけであっても、心は流れるものであり、無言での行動とはいえ、思いのほか心の窓からは心地よい社会の「気」が入ってくるものである。

★外出は、多くの外気や人々の「にぎわい」に触れられるものである。それらの刺激は、症状者の心がもともと望んでいる世間との交流を復活させる足がかりとも言える。

外出すると、景色や道行く人々は、症状者に「にぎわい」の気で語りかけてくれる。それゆえ、心にはそれに応えるべき必然性が生じる。すると、どんな強迫観念を有していても、人は必ず、それらの症状とは無縁に思える健全な世間の動きに心(眼)を向けざるをえなくなるのである。そのときこそが……瞬時ではあっても、症状者を強迫観念から解き放つ、症状の出番のない「空白の時」なのであり、「健全な心の流れ」へといざなう「時」なのである。この点なる「瞬時」が積み重なれば、やがては「線」となり、後年には「健全な心の流れ」が身(心)についていくのである。これこそが、「あなた」も私も願うところの「とらわれからの解放」なのだ。

ぜひとも、「好きを求める心」を駆使することから始めてみてはどうだろうか……。最初から「好き！」だとは感じられなくても、心と身体を「そこ」へ運ぼうとする意識を起こすことから始めてみる……。たとえ具体的に「好き！」という感覚が味わえなくても、「外出」による解放感が得られれば、それは「流れる心」に充分に入れたという証明なのである。

「好きな対象」に向けて心身を動かし働かせれば、頑固な強迫観念といえども、きっと動かすことができる！　いや、動いてくれる！　と知るべし。

46　二次的、三次的……な妄想様観念などは完全に無視せよ！

★二次的、三次的……いや、それ以上にわたってマイナスの追求思考をしていく強迫観念に対しては、はたしてどのように関わりながら克服していけばいいのだろうか？

見出しで「完全に無視せよ！」と言った意味は、このような場合は中途半端な「やりくり思考」や「強迫行為」による妥協（安心）は必要なく、「必要経費」（儀式）の出番なんてなくてよい！　ということである。そうでなければ、一歩も身動きできないも同然の社会生活不適応者におちいってしまう。少なくとも、ある期間（年月）は、思いもよらぬ苦悩を味わわざるをえなくなるはずだ。

いかに潜在意識（無意識）よりも「力」が劣ると言われる顕在意識（現在意識）であっても、自分自身の舵取り役を果たす、顕在意識による「意志」こそは、「今」を思い、「今」を感じるための「意識力」なのである。そして、その顕在的な心が二次的、三次的……な妄想様強迫観念にやたらに手を貸さないようにするためには、賢明な「流れる心」の出番が必要なのである。

★「地面（地べた）はきたない」という強い強迫観念に苦悩する症状者……。もちろん、誰であっても「地面はきれい……」などとは思わない。しかし健常者は、スポーツによって「地面」に慣れ親しみ、その「地面」の上で技量を発揮し、最高の成績をあげようと懸命になる。まさに地面との関わりは、生き甲斐を得るためにも重要なのである。

ところが、以前はスポーツに慣れ親しみ、地面のことなど気にもとめていなかった症状者だが、今は「これはきれい……あれはきたない……」と大忙しである……。

ある日、郵便配達員が、症状者宅の郵便箱に郵便物を入れようとしたが、地面に落としてしまった……。配達員は即座にそれをひろい上げ、すばやく箱に入れてそこを立ち去った……。たまたまその光景を目撃した症状者は、「郵便受けの中が汚れたのでは……」と疑い、やがてそれが固定観念になってしまった……。以来、郵便物を取り出すことはなくなり、郵便物をさわった（かもしれない）家族の手の行方を気にするようになった……。そして、「郵便物をさわったままの手で、あちこちさわられては困る……怖い……」と、恐怖感をエスカレートさせてしまった……。

自分宛てか家族宛てかはわからぬが、家族が、郵便受けから取り出してきた手紙を「その辺」に置いた。すると症状者は、それがお膳《ぜん》の上であれ、机の上であれ……そこがすでに「汚染された場所」になったと決めつけてしまった……。拭こうが何をしようが、「きれいな場所」に戻ることのない最悪の場所と化してしまったのだ。そのため、今までは「そこ」に置くことができていた物も置けなくなり、手さえ触れることもしなくなった……。

これは、症状者にとっては「絶対的に警戒すべき場所」だ。あやまって(?)「そこ」に何かを置かれてしまうと、「物によっては破棄(投棄)するしか方法がない」と思い、それが信念化の様相をきたしてしまう……。二次的、三次的……どころか、果てしなく続く妄想的な観念の世界……。症状に対する自覚を充分に持ち合わせている症状者は、自分の居場所の狭《せば》まりを実感し、苦悩も倍加していくだけである。まさに、際限のない強迫観念の世界である。

症状者よ！　こうした場合には、このような観念の世界にそれ以上入らないための智恵を、「流れる心」を駆使することで発揮すべし。

「郵便物が下に落ちた……でも、これはわが家の郵便受けだけの話ではないだろう……疑ったら際限がないのだ……毎回、配達のたびに落とされるわけではないのだ……仕方がないのだ……汚れるというよりも、ホコリがついたぐらいなのだ……お店で売られている多くの商品も、流通の際にホコリがついて、それがそのまま店頭に並べられるのだ……郵便物にしても商品にしても、物は何にも触れずに空飛ぶじゅうたんで手許《てもと》に届くわけではない……ホコリなどきたなくはない……ふつうにさわっていいのだ……理屈を言わずに、さわり慣れるしか道はないのだ……表を歩けば（外出すれば）顔にホコリがつく……誰もが同じ条件で生活しているのだ……それが避けられない現実だ……人生はそういうものなのだ……それしか方法はないのだ……二次的、三次的な幻の汚れなど存在しやしないのだ……地球上に住んでいるかぎり、さわり慣れるより他に道はないのだ……二次的、三次的な観念は完全に無視するしかない……完全に無視せよ……」

こう自分にはっきりと言い聞かせ、また実践せよ……。きっと慣れてくるから……。

★くだらない観念による自己暗示で、次から次へと自分で症状の種を蒔《ま》いておきながら、二次的、三次的な妄想様強迫観念におちいっていく症状者……。まったく馬鹿らしいことだ……。

たとえば、ある「いやなこと」が心（頭）に染《し》み込んでしまっていて、折に触れてそれが浮かんでくると（思い出してしまうと）、そのときやっている仕事や勉強を中断してしまう……。確かに、いやな内容をともなうのであれば、しばらく思考のやりくり（別のよい観念などによる）で時間をとられるのが実際であろう。だが、観念とは無関係の「仕事や勉強」にまでその影響を引きずってしまうのは、絶対におろかなことである。

二次的、三次的……なマイナス追求思考による怯えは馬鹿げているのである。だから、無視する（できる）能力を身（心）につけるべしと言っているのだ。それにはやはり、「流れる心」という心的エネルギーの出番をあおぐしかないであろう。

★ワープロで文書（文章）を作成している症状者（強迫神経症）……。ところが、そのとき、いやなことが頭（心）に浮かんできてしまった……。

ここで「浮かんではいやだ！」とか「浮かぶべきではない！」と意識ばかりしていれば、余計に、頻繁にその観念が浮かんできてしまい、いやな気分も増幅《ぞうふく》されるものである。すると必然的に、二次的、三次的……な強迫観念へと高まっていく……。

だから、いやなことが頭（心）に浮かび、それをかなり意識したら、「頭上に飛んできたハエなどほおっておこうぐらいの心境でいれば、勝手に先方から遠ざかっていってくれる……」という感覚をもってワープロの作業を続け、文章の内容へと集中していくのがいいのである。そうすれば、いやなことは確かに浮かんでも、実際には仕事の邪魔にならないことになる。つまり、仕事や勉強に極端な遅れや障害が生じたわけではない……から、生活（仕事や勉強）への不適応感をいだかずに済むのだ。なぜなら、前に前にと心を流しての結果だからである。

このように対応していければ、次の用事に取りかかった場合に、仮に同様のいやな観念に見舞われても、同じようにして心を流してしまえる。そのような「力」がつけば、いやな観念をいいわけにして、「今日は帰りに買物をしていく予定だったが中止だ！」とか「帰りの買物中に例の観念が浮かんできたら買物はやめにする！」といった「決め」の必要もなくなるのである。そうすれば、二次的、三次的……な苦悩など生じずに済むのだ。

要は、「多少の観念のやりくりが必要であっても、それは……ワープロを打っているとき……の、その最初のときだけにとどめておき、それ以降の行為や行動にまで波及させる必要はない！」と断定的に決めて（無視）しまっておけばいいのである。できるなら、そのような自己暗示での習慣にすべきである。そうすれば、苦悩の領域を拡げないで済むのだから……。

47 柔軟性を身（心）につけよ

★ここで述べる「柔軟性」とは、症状のあらゆる局面に応じられる精神的（心理的）な能力のことだと、とりあえず理解してもらってかまわない。この柔軟性は、症状の克服には欠かせないものだ。当然、知的理解はできる症状者ではあるだろう。しかし、いざ症状に関わるとなると、その能力を発揮できなくなってしまう……。つまり、頭（心）ではわかっているものの活用できないでいる。だが、その気さえあれば、その能力者にある程度はなれるのである。

★柔軟性の乏しい人は、不安神経症や強迫神経症、その他の精神症状の発症の予防や克服はできないのかと言えば、決してそんなことはない。不安神経症、強迫神経症で苦悩する人たちは、確かに柔軟性に乏しく、真面目、几帳面で、完全欲や被暗示性が強く、神経質、内向的で、理想が高い……と言える。だが、柔軟性は持ちながらも、そうした特徴（個性）を持った健常者は多い。つまり、それらの個性が、必ずしも神経症におちいる要因になるわけではないのだ。

一過性であれ慢性的であれ、発達（成長）過程の影響による不安喚起の素質や、度を超した生来の執着性がなんらかの動機で症状の引き金となり、強迫観念に魅《み》せられたかのように頭（心）から離れなくなっていく……。そして、くだらない観念に振り回され、翻弄されていく……。これが、神経症におちいる最たる要因であろう。

しかしいずれにせよ、症状の克服には、少なくとも柔軟であろうとする意識の発揮が必要なのである。あたかも柔軟性を発揮したかのようにふるまうことから始めようとする「気持ち」が大切なのだ。そうすれば、「流れる心」の「働き」の過程で、各状況に応じた柔軟性とは何かがはっきりとわかるはずだ。

★不安になってしまったときに、かなりぎこちなくて意識的な「柔軟的対応」であったとしても、その「意志」がまったくないよりは、不安の拡散はもちろん、症状の克服には役立つものだ。その積み重ねによって、ほとんど無意識的に柔軟性を発揮できるようになれば、その能力があたかも生来の素質であったかのように思えるであろう。

ことあるごとに「こう考えるのが柔軟性の発揮というものだ！　このようにするのが柔軟的対応

だ！」などとこだわりすぎ、意識過剰な態度をとっていれば、考えている内容がいかによくても、疲れ気味な「心の流れ」になってしまう。だから、さらっと、さりげないちょっとした意識で柔軟的対応をしていく能力を身（心）につけるのが理想なのだ。この考え方は、心の症状のすべてに共通だと言えよう。

★「どこも悪くない（身体的には）」のはわかっていても、最近、**動悸**が気になり、**外出**する気がしない……。電車に乗るにも別の不安感をおぼえる……。だが、心のどこかで、外出したいとも思っている……。

　母親が娘（症状者）に誘いをかけた……。「ねえ、おまえ……お母さん、買いたい物があるの。いっしょに行って見立ててくれない？　どお？　たまには外出してみたら？　気が晴れるわよ……お母さんといっしょだから何も心配いらないよ……おまえは、身体はお母さんより丈夫なんだから……そう、おまえの気持ちはわかるよ……不安を感じるのかもしれないけど、『不安でも外出ができる！』という慣れを身（心）につけてみない？　大丈夫よ、何も心配いらないよ……」

　このとき、この娘は、無理強《じ》いされてはいないので否定や拒否の気分ではなく、「行ってみるかな……見立ててあげようかな……でも、なんとなく不安だ……」という気分にちょっぴりなっている……。しかし、「外出は絶対にダメ！」と確信をいだいているわけでもない……。

　症状者よ！　ここで大切なのは、外出を肯定し、母親の同伴に同意を示そうとすることだ。プラス思考を駆使して外出を果たそうとする意欲そのものが、執着一辺倒ではない「しなやかな心の働き」をしている証明なのである。そして、その心の働きを続行するのだ。

症状に耐えざるをえない「電車、エレベーター、人混み、動悸」などがあっても、みずからの意志をもって外出することである。克服への心的エネルギーが思ったよりも強く働く……のは、まさにこういう状況においてなのだから。それこそ無理強《じ》いはしないが、その選択は「あなた」の心に任されているのである。

★強迫観念で苦悩している者にとって、その強力な妄想様観念の働きを左右させられるほどの柔軟性……など、そう簡単に発揮できるものであろうか？

いかに健常者や、健常者的な柔軟性を発揮できる能力を持っている者といえども、この妄想様強迫観念の前では、柔軟性の能力はまるで無力か、微々たるものである。つまり、強迫観念による不安や恐怖……に表面的に柔軟な対応をしたとしても、即座に安定した気分にはなれないのだ。だが、恐怖をおぼえながらではあっても、柔軟な対応への足場はつくれるのである。

つまり、どのような強迫観念にも、克服につながる柔軟な対応をしようとするのが望ましいということだ。そうした対応をしたうえで、強迫行為もある程度までならおさえられるという感覚を知って（味わって）もらいたい。その延長線上に、めざす「克服」があるのだ。

★道路を歩いていると、犬やカラス、ハトの糞《ふん》が生々《なまなま》しい姿で落とされている……。その姿が目に入り、苦悩する強迫神経症者……。健常者は、それらが視野（視覚）に入っても、今さら何を悩むということはなく、「仕方がない……」として、無難に心的処理を果たしているのだが……。

しかし症状者は、「それは踏んではいけない！」と、全神経を集中しての警戒をおこたらない。そして、マイナス思考に拍車がかかってしまう……。つまり、「もし糞が直接頭の上や肩に落ちてきたらどうしよう……」と、まったく気の休まる暇がない……。すると必然的に、「頭上の電線にカラスやハトが止まってはいないか……」と、緊張しながらの歩行となる……。

このような気のつかい方は、思いもよらぬ精神疲労をきたすものである。その不潔恐怖の度合いによっては、歩行中、数メートル先の路上に糞が落下しても、「きっと目には見えない霧《きり》状になった糞の成分や水分が、ズボン（スカート）にくっついたはずだ！」と、確信的様相を帯びての怯えにおちいる症状者がいても不思議ではない。

「絶対にくっついたと思えてならない」（実際にはくっついていないのだが）ほどの症状であっても、柔軟な思考とそれにふさわしい実践をおぼえよう（始めよう）とする「意欲」があることに気づけたならば、みずからが、まさに「名心理カウンセラー」になりうるはずだ……。もし、まだその意欲を知らないのならば、今こそ自分の可能性への「意欲」に気づいて、今から始めればいい。気づいたときから始めてこそ価値があるのだから。そして、次のことを心がけるべし（著者の言いたいことがおわかりだろうか……）。

◎外出はどんどんした方がいい。「鳥の糞が気（苦）になるから……」と外出を渋るのではなく、「まず初めに外出ありき……」をモットーにすべし。糞などは見慣れてしまうべし。決して逃げに入るべからず。

◎「電線にハトが止まってはいやしないか……」とか「路上に糞が落ちてやしないか……」などと、必要以上に警戒心をつのらせるのはおろかなり。少しぐらい気にするのはかまわないが……。

◎路上の糞など踏みつけて歩くべし。何かを自分に言い聞かせずにいられないのならば、せめて「靴の底で何を踏んでもいいのだ！　目立つほど大きい犬の糞の場合は避けて通るしかない！　糞があった跡らしいところは無視して歩いていってしまうべし！」と言い聞かせよ。そうすれば、きっと慣れるから。

◎数メートル先に鳥の糞が落下しても、二次的、三次的……な妄想様観念はいだくべからず……。「くっついたわけではない！」と心に決めてしまえ。

◎マイナス思考による恐怖のエスカレートさえなければ、そのうちには、「クリーニングに出さねば！」とか「シャワーを浴びねば！」などと、いちいちうろたえなくとも済むものだ。

★犬を連れて街を歩く愛犬家は多い。「あなた」が**犬の糞**に恐怖する症状者なら、「犬が好き！」という心境に、今はなれなくてもかまわない。しかし、犬を憎む必要などない。

まずは、「犬も生きもの、脱糞して当然である」という、認めざるをえないことを認める意識的な思考をいだくべし。そうすれば、きっと感情も従《つ》いてきてくれるから。

犬も街を歩く。当然である。犬の姿を肯定的に受け入れてみよ。犬に罪はない。たとえば盲導犬の姿を見るなどして、ときには感謝の念をいだいてみよ……。そのような当然の、建設的、協調的、友好的な思考で犬を見れば、やがては「憎めない犬」「役に立つ犬」「人の役に立っている犬」……などの肯定的、柔軟的な心の働きになり、犬とすれ違っても、「犬の糞」が視野に入っても、「不潔感覚」にゆとりができるものである。少なくとも、症状的な不潔感に支配されての外出恐怖や、強迫的な洗浄行為にのめり込むことはなくなっていくはずだ。そうしたことをよく理解したうえで、柔軟性を秘めた「流れる心」をもって仕事や勉強に邁進してほしい。

48 いやな気分にどう関わるか

★気分とは、「心持ち」「心の状態」のことである。そしてここでは、その気分に左右されやすいこと、つまり「症状的な気分」にどう関わるかについて述べる。なぜなら、不安神経症も強迫神経症も、この「気分」のあり方が、症状克服に大きく関係してくるからだ。簡単に言えば、これらは

「気分の症状」と言っても決して過言ではないのである。

確かに人は、感情あるゆえに、気分に左右されることがあるし、それをあえて拒絶する必要もない。たとえば、朝、目覚めたら、とても気分が良かった！　というのは悪いことだろうか？　そんなことはないということは、誰でもわかることであろう。

この「気分」というのは、ある意味では、心身からのそれなりのメッセージである。それゆえ、不安神経症や強迫神経症の場合においても、「気分」は、よかれあしかれ、想像以上に大切なものなのである。じょうずに活用すべし。

★一人での外出、乗物、買物、留守番……などに際しての予期不安や、何かの作業中であるなしにかかわらず突如として起こる、とりたてて理由のない無気味な不安感……に、朝から晩までねっとりとつきまとわれている不安神経症者……。状況はどうあれ、それなりの気分が心の行方を左右していく……。つまり、つい楽な方向、無理をしない方向へと思考を向かわせ、それにもとづいての実践となってしまう……。すると必然的に、克服エネルギーの出番も立ち消えになってしまう……。
症状者よ！　気分は心身のバロメーター（メッセージ）に違いはないが、たえずその「気分」から逃げたり引き返したりばかりしていては、いつになっても「クリア」（乗越え＝克服）への感触は得られないのである。たびたびの実践で「クリア慣れ」をしていけば、やがては、その「不安なこと」への克服者になれるのだが……。

忘れてならないのは、克服にはそれなりの「気力」も必要だということである。

★外出をして電車に乗って行かなければならない用事ができた……。「車内で不安になったらどうしよう……目まいがしたらどうしよう……吐き気がしたらどうしよう……失神しそうになったらどうしよう……」などと、マイナス思考での予期不安（不安神経症）に拍車がかかってくる……。

こんな場合は、せめて、プラス思考によるプラスの気分の発露をためしてみよ……。プラスの観念をいだいた方が、いだかないよりもかなりましなものである。そして、次のように言い聞かせるがいい……。

「私は器質的（心臓や肺や胃など）にはどこも悪くない……本当は健康体なのだ！　ただ、『不吉な気分』に負けて（翻弄されて）いるだけだ……夢中になって不吉な気分に勝とう！　と力まなくとも、『不吉な気分』はそれとして感じたままでいよう！　ただそのままに感じて、用向きを果たすしかないのだ！　不安だけど不安ではない……それ以上の悪い結果などありはしないのだ……そうだ、不吉な気分に左右されないで事を運べばいいのだ……それしか方法はないのだ……これが最善なる対応法なのだ！」

「外出」を実践中に、いやな気分による「いたずら」があっても、「来たね……」と、その気分を感じているしかないのである。しかし心は、用向きの方へどんどん流していく……。意識的にでも、心を今、必要な用向きへ流そうとしていくのだ……。そうすれば、社会生活不適応者と思う必要もなくなり、行動力にもますます「力」がついていくものである。

★強迫観念の喚起にともなう「気分」には、どのように関わればいいのだろうか?

気分がよいというのは、例外もあるが、決して悪い状態を意味しない。だが、強迫神経症において、いやな気分、怖い気分、恐ろしい気分におちいってしまった場合は、なんとかして即座に、その気分を払拭せずにはいられないものだ。手をこまねいて黙っているなどできやしない……。気分に追い立てられて、「なんとかしなければ……」という状態になってくる……。すると必然的に、「手を洗う」「観念でのやりくりをする」「呪文をとなえる」といったことをせずにはいられない……。つまり、思ったほどの効果があろうとなかろうと、「強迫行為」を行なって目安(安心)を得るしかない……のである。その繰り返しによって定着したのが、本人なりの方程式(儀式)であり、その方程式さえもが気分によって左右され、新たに組み直されると、複雑な「枝葉」をつけ、まさに千人千様の気分に対応した「まともには解けない方程式」となる……。くだらないとわかって(?)はいてもやめられない(やめるわけにはいかない)、強迫観念への対抗法となってしまうのだ。「きたない物」に接触し、いやな(怖い)気分におちいってしまっても、手や衣服といった気になる部分を「洗う」ことによって平静な気分を取り戻すことはできる。ただし、平静な気分にいたる過程たるや、かなりの神経疲労をきたすものだ。しかし、いかなる予期恐怖感があっても、そうしたいやな気分は乗り越えていかねばならないのである。

症状者におかれては、「いやな気分」に翻弄されながらも、方向を間違うことなく、克服への心の流れを果たしつづけていかねばならない。そしてやがては、「儀式など無用！」となってほしい。

★不潔な思いをしたので手を洗う強迫神経症者……。「もうこれで充分だ！」と思った途端、くだらない妄想様観念がしゃしゃり出てきた……。すると、「これはいけない！　これで手洗いをやめてはいけない！」という気分が充満してきた……。

しかし、「気分の程度」しだいだが、「待てよ、その手は食わないぞ！」と、ふたたび洗い直しなどせずに水道の蛇口を閉め、その場を離れてしまえるのなら、さらなる克服力がついたと思えるのだが……。いかがだろう？「あなた」は離れられるだろうか？　それとも、やっぱり洗い直して、当分の間は妄想様観念の「しゃしゃり出」に屈しているだろうか？

決して無理強いするわけではないが、この場合どうするかは、症状者の現在における実力（克服力）に従うしかないであろう。しかし、今後もそのような気分にたびたび出合うは必定《ひつじょう》だから、ときには、かなり意識的にチャレンジするのも克服法の一つなのだ。そのときはすかさず、次の用向きに心を流してしまうことである。ただし、そのうちには、さりげなくそこを離れたいものだ。つまり、「意識的すぎるチャレンジ」をいつまでもだらだらと続けてはいけない、ということである。

★心理療法家である私は、最初の面接時か、数回の個人指導を経たあとに、強迫神経症者が口ごもりながら巧妙に、自分の症状の医学的な内容を聞き出そうとする心の姿（状態）を幾度も診《み》てきた。これは、症状者が心の底で、自分が神経症者と精神病者とを分ける境界線の「こちら側（神経症）であってほしい」と願っている姿である。つまり、問診の結果、「精神病」だと言われる恐怖に勝手に恐れおののいているのだ。しかし、疑い深い症状者に、あくまでも神経症だという態度を示し、真の理解と共感をもって接すると、いかに重度の妄想様観念の症状者であっても、そのほとんどは安堵の胸をなでおろす。このような症状の自覚のあり方が示しているのは、「ほとんど大丈夫な症状者」ということなのだが……。

だが、診《み》る側の怠慢によって精神病に恐怖する症状者の心を見抜けなかった（見抜かなかった）とすると（めったにないかもしれないが）、その症状者は神経症の領域にいるにもかかわらず、その症状にかなう精神（心理）療法へも心が向かわず、悶々《もんもん》とした気分での人生を送っていくことになる。実際は強迫神経症なのに、「神経症か精神病か……」という「気分」に翻弄されていくことになるからだ。

早いうちに「神経症の側」ということがわかってさえいれば、症状者は、それなりに腰を据えて、客観性をもって「今の気分」を観察することができ、いたずらに気分に左右されすぎてしまうことも最低限におさえられるはずだ。つまり、少々いやな気分であっても、それはそれとして認め、いやな気分のままで一ヵ月、半年……と社会生活を続けていけるのであれば、その期間にほぼ比例して、強迫観念の影響力（不潔感、嫌悪感、恐怖感など）も稀薄化していく可能性は大きいのである。

症状者よ！「今を辛抱する」、そして「明日も辛抱していこう」とする意志力と実践の積み重ねこそが、病的な気分に左右される状態を制することにつながるのである。

49 家族とどうつきあうか

★人間社会におけるつきあいには、たとえ家族といえども、最小限の礼儀作法が必要だ。といっても、家族の場合は、他人同士のときとは違って、それなりの擁護の感情が生まれ、ある程度のことは許容してくれる。

だが、たえず症状者が表出させる病的な「不安感」「恐怖感」「強迫行為」には、たとえ家族のいかなる忍耐をもってしても、やがては従《つ》いていけなくなるものだ。そしてあげくの果てには、お互いの感情的なバトル（闘い）が何年も続いてしまう……。修復（克服）のきざしが見えれば幸いだが、ほとんどの場合は、そのままバトルが長引き、陰気で不穏な他者否定、他者攻撃の気分が充満した「家族関係」におちいってしまう……。これが現実である。

だが、症状者本人の自覚や、心理療法家の促しによる両者の気づき（家族においては理想的な援助のあり方）がもたらされれば、そこで初めて、克服への心の働きが家族間にめばえるだろう。

★不安神経症においては、どのような場合に、どんなことで、家族に負担をかけてしまうのか……を正しく認識しておくことこそが、克服の場としての家族関係を築くと言える。といっても、健常者たる家族が正義の側で、症状者の方が悪いと決めつけているわけではない。また、症状者は身勝手で自己中心主義的だ、と言っているのでもない。しかし、症状を前面に出していては、家族との対立におちいってしまい、症状の克服に際して大きな不利益をこうむってしまうのである。これは特に、強迫神経症について大いに言えることだ。

だからといって、不安神経症者に対して、「不安の症状があって家族に面倒を見てもらっているのだから、弱者的な心的態度でいるべし！　絶対に強がったり意気がったりしてはいけない！」とか「身を小さくして、生活させていただくべし！」などと言うつもりも毛頭《もうとう》ない。ただ、最小限の素直さは発揮すべきである。そうでないと、あらゆる場面において、「この子(夫、妻)は自分の都合のことしか考えていない！」と見られてしまう。ときおりは素直さを見せる症状者であれば、家族として精一杯の援助(不安症状の理解など)を、いやでもしたくなるものだ。それが人情というものである。

要は、なるべく素直になって、じょうずに克服していくということだ。

★明日は家族そろって外出するという……。それを聞いた**外出不安**の娘は、予期不安に駆られて寝つけない……。あれやこれやとマイナス思考をめぐらせ、交感神経が活発に働いてしまうため、安眠の心境になれない……。

しかし、このようなとき、プラス思考で明日を思えば必ず寝つけるということもない。プラス思考といえども力が入りすぎれば、これまた神経をとがらせて興奮し、「活動の神経」の出番になってしまうからだ。

このような場合は、「なんとかなるわ……家族といっしょなんだし……心配したってどうにもならないわ……寝床の中で手足を伸ばし、全身の筋肉に休養を与えるだけで充分だわ……」と、不安だが不安でない状態へとみずからを導き、「明日の外出は当然のこと！」と、受け入れざるをえない気持ちになるしかない。

「お母さん、朝、早く家を出るんでしょ？　私、先に寝るわ……明日の外出は、本当は少し不安なの……でも、大丈夫よね？　外出に慣れなくちゃね……」

こうした前向きに克服せんとする意欲を素直に見せれば、親としては好意的、善意的に対処しようという気になってくる……。この雰囲気こそは、大いなる外出への「保証」や「支持」として娘（症状者）の心に伝わってくるものである。さらに、「家族は大いなる味方、理解者である……」と確信しての日々であれば、その意識は自分（症状者）の言動にも表れ、家族の確かなる精神的援助を必ず引き出せるものだ。また、家族に「おかげさまで……」という感謝の念もいだけるのであれば、その「流れる心」の状態からして、外出不安の克服は間近だと言えよう。

「あなた」が家族を軽蔑したり馬鹿にしたりしなければ、家族もあなた（症状者）の症状は症状として受け止め、人格を卑下したり小馬鹿にしたりはしないものである。

症状者よ！　善意に満ちた「流れる心」でいることが賢いことなのだ。そして、家族との「流れる心の合流」を果たせば、かけがえのない克服へのエネルギーとなるであろう。

★もし「あなた」が、妄想様強迫観念に苦しんで何年もたっているとすれば、その症状なるがゆえの軋轢《あつれき》によって家族関係にも暗雲が垂れこめ、憎悪の感情でのやりとりなど日常茶飯事であろうか？

強迫観念の内容にもよるが、症状に起因する感情にとらわれ、攻撃的気分で家族に関わった場合、思わぬ墓穴《ぼけつ》を掘ることがたびたびであろう。たとえば、症状の理解を執念深く強要すると、家族は、防衛に必死にならざるをえないほどの緊迫した心理状態に置かれるし、そのつもりはなくても精神的反撃さえしかねないほどの興奮状態になったり、痛いところ……を承知のうえで突いてきたりさえするものである。

人間は感情あるゆえに、不本意ではあっても自己防衛に走ることが当然ある。家族だから、悟りの境地にいるかのような落ちついた、円満な対応をしてくれるとは、まったくかぎらないのである。「家族とて忍耐にも限度がある！」ということを、症状者は充分に承知しておくべきである。といっても、敵視した方が間違いないなどと言っているわけでは決してない。

★あなた（症状者）も家族もふつうの人間である。だから、いくら考えても決して「正解」が出ない強迫観念で振り回すことは、家族の心の中に手を入れてグチャグチャにかき回すようなものである。だからこそ症状者は、ある程度の自省、抑制、忍耐などの力を備えていなければならないのだ。

それには、客観的なものの見方や考え方をする能力が必要だ。そして、その冷静な心の状態で家族を見、症状に翻弄された気分で家族をゆさぶるおろかさに気づいてほしい。強迫観念で苦悩する者が家族の感情を害していては、家族がよほどしっかりしているならともかく、ほとんどの場合はよき援助者とはなってくれず、そのため自分の症状を悪化させてしまう。

とはいえ、私は決して家族のことを非難しているわけではない。それは人間として当然のなりゆきであり、妄想様強迫観念の克服には家族の協力が絶対に必要だと言っているのだ。もちろん、どうにもならない「家族」であれば話は別だが……。

★今、「あなた」が生きていくのに（社会生活に適応していくのに）やっとの思いであれば、「最後の砦《とりで》」（？）となった家庭（家族）こそは、自分なりに動ける（活動できる）唯一の場所であり、社会生活復帰への拠点だと言えよう。

妄想様観念に支配されていて「いつかは克服できる！」と信じていても、あるときは「ダメか……」と落ち込んだりする症状者……。するとそのたびに、決して望んで思うのではないが、「家族がちゃんと援助してくれないからだ……」という責任転嫁的な思いと「憎悪の感情」の発露を余儀なくされてしまう……。

となれば、「最後の砦」である家族とじょうずに関わろうとする意志の発露は克服にとって最も重要なことであり、そうした智恵こそは「流れる心」の喚起にも大いに役立つであろう。つまり、「この娘(息子)は口ばっかり達者なんだから！　そんなこと言うなら自分でやったらいいじゃないか！」とやりこめられない方が、家族にとっても克服にとっても、いかに智恵ある関わり方かということだ。

★本来なら自分で処理しなければならない**「汚れ物」**だが、重度の不潔恐怖のためにさわれない……。なんとかしなければ(してもらわなければ)身動き一つとれない……。そうした状況にあるにもかかわらず、多分に感情的にさせてしまった家族から協力を拒否されてしまったらどうしよう……？　にっちもさっちも行かない……。

「あなた」にはこうした思いが、過去に一度や二度はあっただろうか？　もちろん家族にしても、感情的な対立を何年も続けて「遺恨《いこん》」にまでしてしまうという気はないはずだ。しかし、売り言葉に買い言葉という状況の「種」を、強迫観念のため不本意ながらではあっても、症状者が頻繁に蒔き散らしていては、いかに賢明な家族といえども感情の爆発は避けられない。

このように、人間の心の本質を冷静に見抜くことも、克服にとっては欠かせない。症状者としては、強迫観念による苛立ち、不安、恐怖に見舞われても、一応は「家族に無理ばかりは言えない……こんな無理なことは言えない……妄想様観念の理解を強要しても無理なのだ……」と自分をいさめ、おさえ、耐えようとする気持ちになってほしい。そして、この我慢や辛抱はストレスだけしか生み出さないのではなく、実は「克服力」に根ざしているということに気づき、次のことを心がけてほしい。

◎家族を憎んではならない。損だからだ。

◎強迫観念に負けてしまい、家族に無理を言いそうになったら、「辛抱すること」を念頭におくべし。

◎症状に左右されているときには、できるときを見計らって、家族に精一杯の「笑顔」をふるまうべし。

◎症状のことで協力してもらったら(心配をかけたら)、「ありがとう……」と口にすることも有意義なり。口にできないなら、内心で思うだけでもいい。

◎症状があっても、家族のために何かしらの手伝いをすべし。

◎いばって症状を表出させるよりも、遠慮や気兼ねの心を持つ方が望ましい。

50 心のバランスをとれ

★バランス（均衡）をとることは、あらゆることにおいて必要である。特に心の問題においては、あまり偏《かたよ》りがない方が無難である。バランスは、心の健康と社会生活適応には、特に必要なことだ。思慮分別、道徳（倫理）、思考力、行動力、知性、感情、社交性などの能力も、どれもバランスよく発揮されていた方がよい。

しかし、不安神経症、強迫神経症などにおちいっていると、「気分」に翻弄されるため、マイナス思考的、消極的、衝動的な心に傾きやすい。といっても、人格形成における問題があり、バランス維持能力が極端にそこなわれているという場合もあるだろうが……。

とはいえ、今、症状で苦悩中であれば、今に最善を尽くしての「バランス能力」の維持を図るしか道はないであろう。

★あらゆることに不安がる症状者が、家族に対して、一方的に執拗に強く援助を望んでばかりいると、自分の心がアンバランスになるどころか、家族の心のバランスをも失わせ、家族を非協力的な関わりに追いやったりするものである。しかしこれも、感情の生きものである人間の一つの姿であるから、決して「理解のない親だ！」などと一方的に責められるものではない。自分（症状者）が家族の立場になってみれば納得できるものだ。それには、冷静な客観性の出番が必要だ。このようなことに気づくことも、克服には欠かせない能力であり、それは自分で育てる必要がある。

★ある特定の行動をするのが大の苦手であり、不安で仕方がない症状者……。だから、「口（言葉）だけは達者なんだから、おまえは！」と、ことあるごとに親（家族）から言われている……。

たとえば、「おまえ、掃除機をかけてくれない……？」とか「おまえ、ちょっと銀行へ行ってきてくれないか……？」などと親から頼まれると、「お母さん、ちょっと待ってよ！　今、心臓がドキドキしているし、掃除機なんかかけられないわ！」「今、不安な気持ちなんだから外出なんてできないわ！」などと喰ってかかってしまう……。そして、「お母さんは何もわかっていないんだから、まったく！　私が不安神経症だってこと知ってるでしょ！　急に、そんな用事を言いつけないでよ！」と、かなり攻撃的な言葉を吐く……。あるいは、これほどの感情の高ぶりはないにしても、「反発」や「抵抗」をもっての防衛に走る……。

症状の理解者である著者の私も、その気分はわからないでもない。しかし、そのような思いにとらわれないでほしい。

といっても、不安神経症者の中には、かなりの抑うつ状態におちいっていて、医師から薬をもらっている場合もあるだろう。そういう場合は話は少々違ってくる。心身がともに疲労、衰弱していれば、親の言いなりに行動することなど無理かもしれない。

だが、「そうではない不安神経症者」なら、ほとんどの場合、ちょっと冷静になって母親の言葉を理解すれば、掃除や買物などは決して無理難題ではないという理解ができるのである。つまり、善意や協調の精神を発揮して状況を見極めようとする意志があった方が、互いの心の交流のバランスもとれるということだ。

「本当は身体を動かした方が、『流れる心』になれるのだ……だから『初めに不安症状ありき！』とかたくなに決めつけないようにしよう……『重病人じゃないんだから掃除をしてみようか……それが済んだら、買物に行ってみよう（あげよう）かな……』と思ってみるだけでも、それなりに心は流れるかもしれない……」

こうした思いは、決して無理や力みによるものではなく、素直なる落ちつきによるものであり、健全な心の状態だと言える。みずからの心に思考のバランスをうながし、感情の安定を図るのであれば、症状の克服に役立つばかりか、母親や家族の心に感情のバランスと「症状がなければとても『よい娘』」との思いがもたらされる。そうすればこそ家族は、真の献身的な援助心をたえず湧かせていてくれるものなのである。

自分の心にも家族の心にも、バランスは必要不可欠なのである。

★強迫観念に苦悩する場合には、どのようなバランスが望まれるのだろうか?

まず初めに、自分自身の精神(心理)のバランスだが、バランスを得るには「実力」が物を言うのである。「実力」とは、なんらかの技能(技術)のことだ。それがあれば、心さびしからず、機会があれば出番(就職)があるという自信の裏づけになる。といっても、国家資格を取得せよ!とまで言っているわけではない。何をやっても中途半端であるよりは、なんらかの仕事の知識、懸命になって磨き上げたワープロ、パソコンなどの能力があった方がいいという意味だ。

人の心というものは、みずから誇れる何かしらの「実力」があれば、「症状」だけしかないというよりも、心にそれなりの「力」を維持できるものである。つまり症状があっても、「負けっぱなし」という心理状態に甘んじてばかりいるということにはならないのだ。

もし今、自分に「職場」と言えるものがまったくない……のなら、症状は症状として対応していくしかないという前向き思考で、「症状」があっても「何か」を学ぼう! おぼえよう! という意志をいだくことはできないものだろうか? もし思うように身につけられなかったにせよ、その「チャレンジ精神」こそは、症状克服や社会生活適応力へと変換されうるものなのだ。きっと今後、目覚ましいエネルギーとして、自分に還元されるものなのである。そういう精神的なバランス能力を育て、維持していくかぎり、決して「ダメ」にはならず、なんとかなる人生を送れるはずだ。

それほどの高望みでなくていいから、ぜひ「あなた」(症状者)なりの、なんらかの「バランス」を求めてみてはいかがだろうか?

★社会生活（集団生活）における「バランス能力」は、社会生活適応能力そのものであろう。バランス能力は、ないよりもあった方が社会（人々）には受け入れられる。もっとも、バランス能力のない人生を歩もうとも、その個人の生き方としては自由ではある。だが、人はみな、最善を尽くしてのバランスを生活（仕事）の中に自己表現しての日々を送っているのだ。

自分なりの人生観、微動だにしない諦観《ていかん》を持っているのなら話は別であるが、著者の私をふくめ、ほとんどの人は、どのような妄想様観念で苦悩していようとも、「取柄《とりえ》がある！」と社会（世間）に思わせる条件（能力）があって初めて世間に通用することができると納得している。また、たとえ強迫観念と強迫行為のために仕事の能率が悪かったとしても、「仕事を任せられる」との評価があれば、その精神的な能力をふくめて、集団生活の中での「バランス力」を発揮できていると言えるのである。さらにまた、「バランス力」があれば、「彼（彼女）はノイローゼだ」と社内で言われても、「彼（彼女）は真面目なんだよ。それに人間はいいし、人の悪口を言うわけでもないし、なんといっても善人だよ……」と擁護してくれる場合もある。

「ノイローゼ」ではあっても、他者否定、他者攻撃などをしなければ、社員からにらまれることもないのだから、排斥や村八分などの目に遭うことはない。また、「協調性」を素直に発揮しようとする気持ちにもおこたりがなければ、たとえ特別な技能がなくとも、そのバランス性を認めてくれるので、周囲はその人間性（人格）に対して決して攻撃などは加えないものである。

強迫観念で苦悩している最中なら、かなり同情的な対応をされても素直にその状況を受け入れ、じょうずに対人交流を果たしていくことも利口な思考のバランスと言えるだろう。

51 「嫌いな人」にどう関わるか

★好きな人ばかりで嫌いな人はいない……という人は、それこそ稀《まれ》であろう。「嫌い」になる原因としては、性格の相違、好みの相違、主義主張の相違など、いろいろある。しかし、嫌いな人ばかりいるとあっては、円満な家庭生活、友好な人間関係、心身の健康をなかなか確立できないのではなかろうか。

不安神経症者であれ強迫神経症者であれ、彼らの中には、「好きな人」が減り、「嫌いな人」が増加するという人がいる。神経症の克服過程において、日ごとに「嫌いな人」(苦手な人)が増え、彼らに対して攻撃的な憎悪の感情をつのらせている……という状態であるとすれば、それはとりもなおさず、症状の悪化、あるいは、克服への大きなブレーキを意味しているのである。

★不安なことで頭(心)がいっぱいになっていれば、必然的に、自分のことしか考える余裕がない……であろう。著者としてはわからなくもないが、これではうっかりすると、(自分に対して)善意を持っている人を邪魔者扱いする恐れがある。不本意であっても、結果的にそうなるということだ。嫌うつもりではなかったにせよ、相手の心がそうとらえてしまうのである。

一方、「嫌われている……」という早合点も、本当に「嫌いな人」をつくってしまうことがある。つまり、「私は毛嫌いされている……」が、「あの人は嫌い！」になってしまうのである。

症状者(不安神経症)にしてみれば、相手の人間性を嫌ったわけではなく、「症状があるから誘いを断っただけなのに……」であっても、相手はこちらの都合のよいように理解してくれるとはかぎらない。そのうちに、相手の心に「あいつ(症状者)は嫌いだ」という思いが喚起されるようになっていく。一事が万事にそうであっては、友人は増えるどころか減っていくだけである。それは、不安症状の克服ではなく、停滞か悪化を意味する。つまり、「世間を狭くする能力」は、決して症状の良化につながらないのである。

★不安神経症にかかって数年……。一進一退の状況ながらも、会社勤務している若い女性……。

去年までは親しい友人がいた。しかし、ちょっとしたことで、その友人の気分を害してしまった……。症状のことを気づかってくれた友人の親切心を迷惑に思ってしまい、仕事を手伝ってくれる……という意志をそっけなく断わったからだ。その純粋な親切心を善意による援助の心と受け入れていれば問題はなかったが、「病人扱い」されたことが気にさわったのであった。

近寄るとその友人が迷惑気な素振りを示すということが何ヵ月か続いた。そして、何の都合かはわからぬが、今春、友人は職場を去った……。一方、うら若き症状者の症状の方は停滞し、不安感も強くなっていく状態である。症状者は今さらながら、去っていった友人に詫《わ》びたい気持ちになった……。「人の善意をどうして素直に受け入れなかったのだろう……」と。その後も同じような思考と実践のままなので、孤立感さえ増している。人がみな離れていくような気もしないではない……。

だが、気づいたときから前向きな思考と実践を始めればいいのである。そのとき、ぜひとも必要な心構えは次のとおりだ。

◎自分が不安神経症であることを社内で知られていれば、いたわりや気遣いの心で関わられても不思議ではない。そんなときは、人間として感謝の念をいだくことが本来の姿であり、ありがた迷惑に思うのは間違いである。

◎誤解されるのには、それなりの原因があるものだ。相手の立場になって考え、症状に左右されての言動はつつしむべし。

◎心身の調子が悪いときは、周囲の善意(好意)を充分に受け入れるべし。気位《きぐらい》や見栄、自意識過剰はほどほどにすべし。

◎人の善意や励ましが得られる職場はとてもいい。そうしたプラスの心的エネルギーを克服に役立てるべし。そうすれば症状もかなりよくなっていく。すると、その「健常者然」としたあなたの姿に、周囲も不必要な同情やあわれみは控えてくれるはずだ。状況はそのように自然に解決されていくものと認識できていれば、「おせっかい」を焼く「嫌いな人」も現れないものだ。

◎「私は不安神経症者だ！　症状を理解してくれて当然だ！　やさしくしてくれて当然だ！」などといばるのはおろかである。

◎社内の、症状を理解してくれない人や理解できない人を、いつも敬遠してはいけない。健常者の見本のような人たちに従《つ》いていこうとする気持ちになることの中にこそ、「克服力」が秘められているのだから。

★強迫観念で苦悩している人は、不安神経症者にくらべ、「嫌いな人」がすぐに増えていってしまうものだ。それだけ「妄想様観念」の力がしたたかなのである。症状のためとはいえ、「嫌い！」ということに妥協の余地がない点では、不安神経症とは雲泥《うんでい》の差があると言える。

ほとんどの強迫神経症者は、ひとたび苦境におちいると、その恐怖感を払拭するための強迫行為（儀式）を絶対に行なわなければいられない。それはまさに「精神的地獄の責め苦」であり、症状者としても絶対に避けたいのである。しかし、必然的であれ偶然であれ、必ずおそわれてしまう。だから症状者は、その苦悩を最小限にとどめようとする。それにはたえず、用心深くなっていなければならない。つまり、気の許せるときがほとんどないのである。だが、いつかはそれらも、どうにかでも克服していかなければならない。

症状から逃げてばかりいては、いつになっても社会生活適応ゾーンに近づけない。そうでないと、社会の人すべてを「嫌いな人」に仕立てあげてしまう。だが、そうなってはまずいのである。それこそ、不適応の「坩堝《るつぼ》」に限りなくおちいってしまうからである。

★視線恐怖に苦悩する強迫神経症者の場合、相手に目を合わせないのは、たんに「視線」(まなざし)を避けるがためであって、決して相手の人格や品性を疑っての拒否や無視ではない。しかし、相手からすれば、症状の理解なしだから、なおさら不信感をいだくものである。症状者も、常識的にはそのぐらいのことはわかっているはずだ。しかし、人の視線への恐怖にばかりのめり込んでいると、うっかり誤解を与えるようなふるまいをしてしまうものだ。

症状者よ! 正視する必要はないから、さらっと視線を合わせる意志だけは示すべし。その態度(対応)に一応は善意を感じた相手は、やたらに不信感などいだきはしないものだ。たとえそう感じたとしても、「真面目」「不慣れ」「硬い性格」「内向的」と思うぐらいだろう。だから、自分からも「話しかけ」「問いかけ」をもって相手に応えた方がよい。少々ぎこちない交流であっても、「嫌いな人」という感情の発生はお互いに防げるものだ。

「視線恐怖」という症状があっても、そのためにすぐ社会生活不適応の状態におちいるということはない。逆に、相手に応じようとする意欲があれば、症状の克服に大いに役立つのである。それも

「流れる心」のエネルギーのおかげである。

★赤面恐怖に苦悩する女性は、顔が赤くなることに劣等感をいだき、たえず人の視線を意識するので、まったく気の休まる暇がない。

人にひやかされたり、緊張したりすると、顔に火照《ほて》りを感じる……。こんな状況であれば、誰でも顔は赤くなるだろう。しかし、そんな状況ではないのに、突如として顔面があたたかくなり、かなりの火照りを感じる症状者……。赤面を意識したがために赤くなったとか、羞恥《しゅうち》の情や緊張などをおぼえたとかの心当たりもない……。一人静かに料理に舌鼓《したづつみ》を打っていただけなのに赤くなっていく……。

この場合は、「赤面は体質的なものだから……」と、前向きにあきらめることが必要であろう。赤面があるがために人格をそこねるわけでも、仕事や学問、スポーツなどの分野において何か不利な条件ができてしまうわけでもないという事実を素直に受け入れ、さらに、そう納得して信念化してしまえばいいのである。客観性を発揮してみよ。赤面そのものが、決して人に迷惑などかけないことを認めざるをえないはずだから。そうすれば、「嫌い！」という感情もおとなしくなっていくのである。

★赤面恐怖で害となるのは、赤面に劣等感をいだき、赤面への予期不安（恐怖）に駆り立てられて用心深くなりすぎ、戦々恐々の心理状態で仕事をしたり、街を歩いたりすることである。その気持ちはわかるが、そうしたマイナス思考（被害者的）とマイナスの実践（人目を避ける）は中止すべきである。

いつ赤面を予知しても、いかに顔が火照っても、その場から逃避するのはやめるべし。赤面には、人の感情を害し、人間関係を疎遠にしてしまう力など決してないのである。人は、「嫌い！」という態度をとられるよりも、ひたむきに人間関係を築き上げようとする姿勢にこそ好感を持ってくれる。人は、「あなた」（症状者）を疎外する意図など持っていないのだ……と知ってほしい。

★「赤面した自分の顔をじっと見たあの人は嫌い！」「人の視線は嫌い！」などと、みずから決めつけるのはおろかなり。積極的に、友情を込めて、対人交流を続ける「あなた」なら、信頼を失うよりも「人の心を得る」ことのできる魅力ある女性として、世の男性の眼（心）に映るはずだ。「心」こそが、人の心を得るものだという真実に気づいてほしい。人を嫌いになるのではなく、縁あって語りかけてくれる人たちの善意に、それこそ胸を張って応えよ。そうした精一杯の姿にこそ、「本当のあなたの魅力」が秘められているからだ。

このように、あなたなりの「流れる心」を駆使していれば、やがては「赤面恐怖症」も克服してしまえるであろう。

★「閉所が嫌い！」と「嫌いな人！」とは、どういう関係があるのか……？　と思われるだろう。エレベーターを例に挙げてみる。

症状者としては、エレベーターに誰も乗っていないよりは、少しは乗っていてくれた方がいい。しかし、各階に停まるたびに奥へ押しやられると、「もうこれ以上乗せないでくれ！」という心理状態に置かれてしまう。やがて人でいっぱいになってくると、自由を奪われ、身動きすることもできず、独特の閉所恐怖に見舞われる……。

それでもまだ乗り込んでくる人がいると、「迷惑よ！　次を待ちなさいよ！　そんなに押さないでよ！」と叫びたいくらいに動揺したりする……。そしてたいてい、無理（？）して乗り込んできた人の顔に、攻撃的な感情を込めた視線を投げかける……。つまり、一過性のものであっても、「嫌いな人たち！」という烙印《らくいん》を押してしまうのだ。

こんな場合には、「誰だって早く乗りたいものだ……どうぞ、もっと奥の方へ入ってくださいドアにはさまれないようにね……」と、建前であれ形式的にであれ、協調の精神を発揮しようとしてみよ。きっと「嫌い！」といった攻撃的、拒否的な気持ちにならなくて済むはずだ。

そのように辛抱することができた貴重な時を経てこそ、「閉所恐怖」の克服力が身（心）につくのである……ということに、今、気づいてほしい。

★神経症者に限らず健常者でも、「病気」を移される恐れがある人と関わることには躊躇してしまう。だから、特に伝染性の強い症状（病気）を毛嫌いしても、それは異常ではなく、むしろ健全な能力（感覚）だと言える。だからこそ、人は予防策を講じられるのである。

しかし、**疾病恐怖**《しっぺい》に苦悩する人の妄想様観念は、健常者の感覚とは異質である。外出中に「皮膚病にかかっている」「包帯を巻いている」「咳《せ》き込んでいる」「顔色が悪い」「腫《は》れ物ができている」……といった人とすれ違ったり、電車で隣り合わせたりすると、異様に気になって仕方がない……のである。「感染しやしないだろうか……失敗した……近づかなきゃよかった……」と、当分は頭からそのことが消えない……。しかし、そのあと「病院めぐり」をしないなら、まだましであるが……。

症状者の中には、そうした人に対して、その人格（人間性）まで嫌いかねないかのような人がいる……。妄想様強迫観念の力によって、気の許せない人、油断のならない人、迷惑至極《しごく》な人……などと思い込んでしまうのだ。

このような間違ったものの見方や考え方であっては、みずからの心にゆがみを教えているようなものであり、それに比例するかのように、疾病恐怖もなかなか治らないものだ。ここでもやはり、素直な「流れる心」の出番をうながし、次のことを心がけるべし。

◎あたかもその病気に感染してしまったかのような追求（追跡）思考はやめるべし。恐怖感がつのり、相手に憎悪もいだくから。

◎接触しても感染の危険がない病気にまで怯えてしまうのは、その病気に対する認識不足と、

（自分の）症状のためだと自覚すべし。
◎近づきすぎた……のであっても、まるで接触したかのように思えて仕方がないのは、たんに妄想様強迫観念に翻弄されているからだ。
◎相手の症状を「いやだな……」と思い、その人格までもを毛嫌いすることの中に、みずからの人格が表れていることを知るべし。
◎どのような病気の人と出合っても、冷静に、客観性をもって感染の恐れのあるなしについて考えれば、疾病へのとらわれもなくなっていくものだ。
◎印象だけで「人を嫌いになる」という症状的な「特技」は、交流の場を狭くし、大いなる損失を生む。

★不潔恐怖に苦悩する人には、「嫌いな人！」が増えやすい。しかも、今までの例とは違って、症状者の方が一方的に「嫌いな人！」と決めつける場合がほとんどである。

誰でも、不潔な人を好きにはなれないだろう。だが、憎悪の念をいだくということは少ないものである。たとえ外出先できたない（？）人となんらかの関わりを持ち、「嫌いだ！」と思ったとしても、一過性のものであろう。

不潔恐怖で一番深刻なのは、家族へ他者否定、他者攻撃の矛先《ほこさき》を向けることである。知的理解では、親の言うことやしていることを「（自分の不潔恐怖を喚起することだから）絶対に間違っている！」とは思いたくはない症状者……。しかし、親の言動に妥協すべき「状況」であるはずなのに、「不潔」への恐怖がそれを許さない……。

親（妻、夫）が症状者の不潔恐怖を喚起させるようなことをし、神経を逆撫《さかな》でしたとしても、瞬間（一時）家族を憎む感情の出番こそあれ、その日一日、あるいは一ヵ月もの間、執念深く恨みつづけるということはあまりない。なぜならば、症状者も、彼ら（家族）の言動が「健常者感覚」のものであるという正当な認識をいだいているからである。だが、そうしたことがわかっているにもかかわらず、頻繁な感情のゆがみの累積がやがて家族関係の破綻にまで行き着いてしまうことは、決してめずらしいことではない。

家庭生活の中で、健常者の感覚と症状者の感覚において、「不潔（症状的）の度合い」に関する一致が見られることはほとんどない。だから、症状者が症状の理解と協力を少しでも得たいのならば、完全な理解と協力を望むかわりに、自分の「辛抱」と、家族の気遣いへの感謝の念を言葉で表した方がよい。なぜなら、「家族は症状者が求めるように関わるべき！」と言っても（こう言うのがいいか悪いかは別にして）、かなり賢明な家族といえども、その実践はむずかしいからだ。家族だからといって、必ずしも神のような大愛ややさしい感情を持っているわけではない。症状者である「あなた」同様、ふつうの人間の感情を持っているのである。

いかに症状が苦しくても、いがみ合ったり憎しみ合ったりの愚行は絶対にしないことだ。そうすれば症状があっても、真の誠《まこと》の心のおかげで、家庭崩壊をきたさずに済むだろうから……。

★誰にでも多かれ少なかれ、好きな人、嫌いな人はいるものだが、それが原因で仕事や学業、家事などに支障をきたしてしまっては困りものである。そうした妄想的な「嫌悪」(嫌悪恐怖)には、どのように対処すればいいのだろうか?

ある人に「いやな目に遭わせられた!」として、その日以来、あらゆる場合に「その人」と関わることへの嫌悪の強迫観念に悩んでいる……。客観的には、そんなことは日常茶飯事、どこにでもあるだろうに、と思える。しかし、こうした場合でも、「流れる心」によって「とらわれ」を稀薄化させることで、克服への道をあゆむことができるのである。

要は、「あの嫌いな人!」という観念が浮かんだら、今後は柔軟性を持って関わるべし。つまり、その人の顔が浮かんだから仕事を中断する、強迫行為をする……といったことをやめるのだ。その瞬間は全身に衝動が走るだろうが、踏んばる気力を発揮してもらいたい。

問題は、その人がさわった物……その人が腰かけた椅子……その人が行く喫茶店……といったことに翻弄されず、それから逃げないことを、はたしていつから実践できるか……だ。その人を大好きにはなれないにしても、極端に憎んだり、徹底的に排斥したりといった攻撃的、破壊的な感情をいだかないようにすることが大切である。その嫌いな人が関わった物や場所を毛嫌いしないように、自分の心を導こうとすることだ。

その気さえあれば、それなりに慣れてくるのが心の構造なのだ。そうすれば、社会生活不適応などにおちいらなくて済むのだ。だからぜひとも、建設的に心を流していくべし！

★強迫神経症者が強迫行為をするときは、その儀式によってこっそり安心を得ようとする。だが、人に気づかれないようにと思っても、手を洗う、往ったり来たりする……という内容の儀式であっては、見とがめられて当然である。

強迫行為を見られた場合、それを完全に正当化（理由づけ）するのは困難であるから、症状への理解を求めるか、押し黙っているか、体裁《ていさい》をつくろうしかない。しかし、表向き（建前）はそうしたとしても、内心では「おもしろくないヤツ！」「いやなヤツ！」と思い、その不安定な感情や激情をおさえたりする。また、「小馬鹿」にされたとわかれば、簡単に憎悪の念をいだいてしまう。

症状者よ！　実は、こういうときこそ肝心なのである。ぜひ、次のメッセージを心にとどめておいてもらいたい。きっと克服に役立つであろうから……。

◎不自然な儀式を見れば、人は誰でも見とがめるものである。それが「健常者感覚」なのだ。だから、「いやなヤツ！」という責めの感情を持つのは誤りだ……と気づいてほしい。

◎儀式を人に見られないように気をつけていても、いつかはどこかで見られるものだ。世間には多くの視線がある。それが社会というものだ。

◎いかに重度の強迫神経症におちいっての強迫行為といえども、治外法権や特権を認められたかのように誇らしげに行なうものでは決してない。精一杯の克服意欲に満ちた、遠慮がちに行なう「必要経費」であるべきだ。人目を意識しながら強迫行為を行ない、見られたらその人を嫌い、憎む……というのは、症状をエスカレートさせ、みずからの心をゆがませているようなものだ。

★家族に妄想様観念の理解はできないものだ。だから、家族が症状者の強迫行為を見てしまった場合は、「どうして今、変なしぐさをするのだろう……？　何でまた手を洗うのだろう……？」と思い、やめさせようとするだろう。

こうしたことが続くと、そのうち家族の心も疲れてくる……。理解できず解くことのできない問題を、症状者が投げかけているようなものだからだ。

症状者よ！　こんな場合、「自分の強迫行為を見逃してくれない親も兄弟（夫、妻）も大嫌いだ！今に見ていろ。こっちもいつか意地悪してやるから……」などと、決して思わない方がいい。そうでないと、ますます心がすさみ、ゆがみ、前向きな心の流れになりにくいからだ。

「許す！」という気持ちになれないまでも、せめて家族の立場に立ち、「まるで難問を出されたようなものだから、イライラしたり、怒鳴ったりしたくなるのだろう……」と思ってみるべし。つまり、客観的な思考能力を発揮せよ、ということだ。そうすれば、「大嫌いな家族！」にならずに済む。また、症状の克服に欠かせない協力（援助）を得られる可能性も限りなく増えてくる。

賢い家族との関わり方を考える心的エネルギー……。これも、克服へのエネルギーにほかならないのだ。
心は流すべし。無難な方へと流すべし……。

52 「合理化」は「必要経費」の範囲にとどめよ

★合理化とは、理屈をつけること、理由づけをすること……である。健常者であろうと、神経症で苦悩している者であろうと、時と場合によっては「合理化」を図るものである。

しかし、症状者の場合は、「合理化」の背後に症状が見え隠れしている。不安神経症者でも強迫神経症者でも、社会生活の適応者であろうとする場合に、この「合理化」(理由づけ)の力を借りることがある。これは逆に言えば、症状の自覚が充分にできているということでもある。

症状者が行なう「合理化」には、症状の状況によって好ましくないものと、やむをえない「必要経費」であるものとがある。

はっきりと言えるのは、「必要経費」としての「合理化」は、心と身体が前進する(克服へ向かう)ためのエネルギーであるということだ。

★どうしても出向かなければならない用事ができた。知人も同じ用向きで出かけると言う。症状者にしてみれば、そこは**初めての見知らぬ場所**なので、そこの地理にくわしい同伴者ができて、ホッとひと安心である。知人は、自分が不安神経症で悩んでいるということにうすうす気づいているかもしれないが、具体的には話していない。

地方都市に住んでいるので、郊外にある目的の場所へはバスで出かけた。バスに乗り込んですぐに、症状者は開口一番、平静をよそおいながら知人にオーバーな素振りで訊《き》いた。

「バスでどのくらいの時間かかるんですか？　郊外って聞いてましたけど、まさか、あの小高い山の麓《ふもと》ってことはないですよね……病院とか薬局なんてないような辺鄙《へんぴ》な場所ですか……？」

すると知人は「そうですね。でも、山の中の一軒家ではないから、かなり住宅があるはずですよ……でも、何か気になることでもあるんですか？」と訊き返した……。症状者は、何か怪訝《けげん》に思われた気がしたので、いいわけ（合理化）せずにはいられなくなった……。そして、「乗物酔いをするので、吐き気がしたようなときに、薬局でも近くにあれば便利だなと思ったもので……」と言い、言葉をにごした……。

しかし、真意はそうではなかった。遠方の見知らぬ場所へ出かけることへの予期不安があり、また実際にそういう場所へ行くと動悸が激しくなり、救急車を呼んでもらいたくなるという不安、恐怖に見舞われるのであった……。実は「病院……」と訊いたのは、不安になったり吐き気がしたりしたときのために、病院があることが一番大切だったからである。

しかし、この真意は知人には知られず、「吐き気」における合理化が成立したわけだ。症状者は真意を隠して、心の症状をも隠したわけだが、これは必ずしも悪いことではなく、苦手なことの実践を経たこの経験が、症状の克服にそれなりに役立っていくことは事実なのである。こういう観点から見れば、このような「合理化」は、ためになる「必要経費」と言える。これも「流れる心」の姿であろう。そして、外出は大いに結構なことなのである。

★強迫観念の内容は、星の数ほどあると言っても過言ではない。

歩行中に、頭の中で妄想様観念に迫られ、苦慮する症状者……。そればかりか、目にした**地面のへこみ**にもとらわれ、強迫観念のダブル攻撃に苦悩しながら歩き続けていた……。しかし、どうしても地面のへこみのところまで引き返したくなった……。理由は、たんにその形を確認するがためであった……。

このとき、症状者には同行者(友人)がいたが、その人にそれを説明したところで不合理だと思われるのはわかっている。だから、理屈に合った(合理的な)いいわけをしなければならない。そこで、不審に思われないように、「ちょっと待っててね。今、通り過ぎたお店の名前を確かめてくるから……電話番号が看板に書いてあるかもしれないし……」と言い、十メートルほど引き返した……。引き返すしぐさに不自然さを感じなかった友人は、ごく自然に足を止めてくれた。

戻ってきた症状者は、さらに「合理化」しようと、もう一言つけ加えた。

「どうもありがとう……あの店で買いたいものがあるんだけど、品切れになっていないかどうか、あとで電話で訊いてみようと思って……」

もっとも、こういう場合、友人が「待っててあげるから、在庫があるかどうか、確認してきたら……」と言うとはかぎらず、「ああ、そう……」だけで済んでしまうだろう……。

いずれにせよ、症状者としては、「不合理な引き返し、不自然な戻り方……」という自覚を充分に持っているからこそ、なんとか「健常者」らしくふるまうための「合理化」の弁が必要なわけである。これはいかにも無駄な「必要経費」のようにも思えるが、今、これなしでは外出を全《まっと》うすることができないのならば、今は致し方ない克服への過程と言えようか……。

53 自己啓発(自己開発)は克服に役立つ

★自発的に学習し、みずからの才能、能力などを育て、精神修養を積み……徳性をみがき、人格も高める……のが自己啓発(自己開発)である。といっても、私は何も、そうした高度な目標を絶対に持つべきだ！ と言っているわけではない。しかし、少なくとも自分のプラス面や社会生活適応力を見出そうとする意欲はいだいてほしい。なぜなら、プラス思考とその実践は、症状の克服には欠かせないエネルギーになるからだ。

★不安神経症者も強迫神経症者も、各自の症状のために、社会生活の中で思いのほかの苦労をしている。充分に満足できる社会生活を果たせていないであろう。そのうえ、症状にいたぶられつづけていると、自己向上意欲も薄れ、自分がもともと「病人」であるかのように錯覚するようになる。そのため、ズルズルと後退一方の精神(心理)状態におちいりかねない……。しかし一方では、「なんとかしたい……症状をもう少し克服したい……」と願っているはずだ。

そうなのだ！　今、気づいたときから、プラス思考と実践によって「流れる心」を喚起しようとすることが大切なのだ。決して今からでも遅いということはないのだから……。

★誰にも長所と短所はあるものだ。問題は、そのバランスであろう。

「あなた」が今、不安症状で悩んでいるとすれば、それを前面に出しての生活を余儀なくされているだろうか？　自分の心身のすべてが短所だらけだと思っているだろうか？　特に「こだわり」が強ければ、心の流れもとどこおっているはずだ。

症状者よ！　ここが問題なのである。仮に慢性的な不安神経症であっても、決して朝から晩まで不安喚起に見舞われて何も手がつかないというわけではないだろう。予期不安に怯えることさえ少なくなれば、強迫神経症で妄想様観念に支配されて四六時中執拗な緊張におちいっている症状者よりは、かなり「余裕」ができるものだ。といっても、不安で悩んでいる当事者である「あなた」にとっては、自分の症状の方がはるかに「重い」と思えるかもしれないが……。

★自己啓発の手段（方法）は、女性か男性かで違ってくる。しかし、その意思（意志）を発露すべき必要性という点では、まったく差はないのである。

不安になって仕方がない……だから「じっとしている」方が安心していられる……という不安神経症者……。つまり、活発に行動すれば心臓の動きも早くなるので、その鼓動（動悸）が不安感に拍車をかけてしまう……と不安がるわけだ。マイナス思考にさらなる思い込みを加えるという条件を、みずから仕掛けているのである。

自分の一挙手一投足を「動悸」と「不安」に結びつけるこの症状者が気弱な女性である場合、いたずらに怯えずに済むための精神的能力を啓発する心構えは次のとおりである。

◎動悸を感じても、その知覚を悪い方へと連想して考える習慣は「やめよう！」とすべし。そうでないと、動くたびに警戒心が湧いてくるから。

◎興奮などによる心悸亢進で脈が早くなるとあわてるだろうが、過労や心臓病によるものでない場合には、鼓動の高鳴りに合わせて動いた方が、「逃げの心」よりは平静になれるものだ。

◎心臓がドキドキしはじめても、怯える（怖がる）必要はないのだ！　と、一応は思ってみるべし。

◎仕事中、急に不安感や動悸を感じても、仲間との話を中断しない方がいい。そうすれば、動悸がしても対話はできる……という自信が得られるから。

◎動悸に気づいたり、意識が動悸に向きすぎたりしても、過労にならない範囲で仕事はどんどんすべし！　仲間とはどんどんおしゃべりすべし！

◎症状のことばかりに「こだわる」習慣から抜け出すべし。それには、学ぶ努力をすべし。人一倍努力して学ぶ心さえあれば、会社の仕事の能力も、またたく間に先輩を追い越すほどになるものだ。そうすれば、社内で一目置かれる存在となり、心理的にも経済的にも豊かさが増す。これも「あなたなりの自己啓発」となる。

◎意識的でいいから、一に仕事、二に仕事、もちろん人間関係にも重きを置く……というように心を働かせるべし。へたに心臓を思いやる必要はない。不随意の神経が(不随意筋)が、ちゃんと心臓を管理してくれているのだから。つまり、やたらに心臓に「口出し」する必要などないということだ。そんなのは心臓にとってきっと迷惑なことだし、余計なことであろう。

★症状の克服をめざして心機一転、希望する職種(会社)を求めて故郷から上京した一人の青年……。その懐《ふところ》には精神安定剤が大事にしまわれている……。知人も友人も少ない……、紹介者もいない……、これから自力で生きていかねばならない……。しかし、前向きな心的エネルギーに満ちているので悲壮感はない。大都会の雑踏《ざっとう》の中を一人で行かねばならぬが、希望に満ちての職さがしは、身体は疲れるが抑うつ的になる暇はない。

とはいえ、一人、安アパートに帰れば、たそがれの夕闇《ゆうやみ》の雰囲気が言うに言われぬ不安感を駆り立てそうになる。だが、「仕事が見つかれば治る！」と信じて布団《ふとん》に入る……。早く朝になればいい……と願う青年……。症状はあるが、毎日足を棒にしての職さがし……だから心は流れざるをえない……。不安に関わる時間が少ない日々……。前向きに考え、マイナス思考には意識的にせよ入らないようにしている。どこでおぼえたか自力での克服法……。それに気づいた彼は、誠に幸運である。

この実践は、症状には負けないという自己啓発そのものであり、「治さずに治る」という極意でもある。不安があっても大都会の雑踏を闊歩《かっぽ》できれば、苦にするほどのものではなくなる。必然的に忘れてしまっていい「不安感」になってくるはずだ。これら意欲的な職さがしの心的エネルギーがあれば、必ずや「就職」へと結びつくものだ。そして願わくば、就職後も、心を仕事の技能の向上へと流していってほしい……。

希望ある社会（会社）生活であれば、心の流れにも拍車がかかる……。するとやがては、彼なりの個性的な「流れる心」が定着することだろう。

54 職場にどう関わるか

★職場に適応するための心労は、不安神経症者よりも強迫神経症者の方が、くらべものにならないほど大きい。特に不潔恐怖症の場合は、想像を絶するほどの苦悩である。だが、いかなる場合でも、最善の方策をもって対応するしかない。要は、その症状者なりの「流れる心」を発揮するのが一番であろう。

★不安神経症になる人は、仕事のすべてに自信が持てない……というわけではないが、たえず精神的な「微震」を感じているかのごとき状態にあり、そのため仕事時間中や人との交流においては、それこそ気の休まる暇がない。このような場合には、いたずらに不安定な気分に駆り立てられやすいものである。

そこでまずは、己《おのれ》の心身の状態をしっかりと知ることだ。自分の気質、体質とともに人生を送っていくしかない……と悟るべきなのだ。そうすれば、いかに自分を心細く思っていたとしても、精神的（心理的）修養をある程度積めば、それなりに能力を高めることができるものなのである。

女性であれ男性であれ、「初めに症状ありき……」という意識は返上しての勤務であってほしい。そうでないと、人間関係や仕事にまで「精神的不安症」を旗印にしての関わりになり、職場の雰囲気がふつうであっても、症状にとってふさわしくないという感情が先立ちやすいからだ。そして、症状者におかれては、次のことを心がけるべし。

◎他の社員との協調性を発揮することで、なるべく敵（ライバル）をつくらない方が気持ちが楽だと思えるならば、意識してそれに徹すればいい。

◎突然の不安感に見舞われても、動揺を表に出さないで、何喰わぬ顔で仕事を続けるべし。そしてできるなら、グチ、泣き言で同情を得ようと弱気にならない方がよい。

◎責任をともなう仕事を任せられても逃げの気持ちにならず、「やってみればできるものだ」という実感を味わうべし！　先輩たちも、そうした実践を経て今日《こんにち》があるのだということに気づくべし。

◎人間関係や仕事に自信がつくと、不思議にも「不安」なんてどうでもいいと思えるようになるし、不安喚起も鳴りをひそめるものだ。

◎仕事中や考えごとをしているときに、なんとなく「不安」な気分におちいりそうになっても、それに屈するのではなく、気をとりなおして「今していること」に心を流すべし。かなり意識的なものであっても、思いのほかなんとかなるものである。

★強迫観念と強迫行為を発症する人は、その程度にもよるが、職種や職場環境に大きく影響されている。数年前は平気なことだったのに、「とらわれ」の症状によって今は平気ではない……という症状者は多い。

視線が気（苦）になって仕方がない症状者……。「どのような方法で人の目を見たら（合わせたら）いいのだろうか……」と、かなり意識的になっている。つまり、視線に対する「とらわれの虜《とりこ》」になっているということだ。

こういう場合、「症状があったままでも人の目を見よ！」と言っても、たいていは、決死の覚悟に匹敵する意志力が必要になる。そんな心境で人をにらみつけるようなことをすれば、たいていの場合、症状者には敵意はないのに、相手に嫌悪感を与えてしまう。そうなると、互いの意志の疎通が欠け、ぎくしゃくした人間関係になるは必至であろう。そのような問題が発生するのが頻繁な職場であれば、信頼できる上司に症状への理解を求めた方が得策な場合もある。

しかし、同僚一人一人に理解を求めようと努力しすぎる必要はない。また、症状を持っているということが自然にわかってしまう場合には、なりゆきに任せるしかないだろう。だが、症状への理解を求めるのではなく、症状を察知されずに克服せんとする意欲を今日からいだいてみてはいかがだろうか？　以下にそのための心得を示すので、自分にそれを言い聞かせて実践してみてほしい。結果は、動きに多少の不自然さがあっても、それは仕方がないものと前向きにあきらめてほしい。きっとよい方に向かうであろう。

◎仕事中、視線が合わないように避ける……のはしない方がいい。そのかわり、相手の「目の近辺」に友好的なまなざしを一瞬でも向けてみるべし。敵意のないまなざしを受けた相手は、それほどの疑念などいだきはしないものである。

◎同僚や上司との会話中、否定や拒絶、批判、攻撃などを意味する言葉を発せず、かわりに肯定や協調、賛意、積極性を示す善意に満ちた言動で応えれば、周囲は決して症状者を「のけ者扱い」したり蔑視したりはしないものだ。悪くても、せいぜい「ちょっと変わったところのある(人の目をあまり見ない)人……」と思われるだけであろう。

◎視線への「とらわれ」をゆるめるには、個人的なつきあいも効果的である。たとえば、いっしょにお茶をする、食事につきあう、カラオケをする、ボーリングやゴルフ、マージャンなどの共通の娯楽に参加する……といったことだ。個人的なつきあいと言っても、「仕事を離れた関わり」という意味であり、「一対一の特別な関係」とか「男女としての交際」という意味ではない。

人間はつきあい慣れをすると、「気にする」「身構える」「用心する」……といった必要以上の気遣いが必要なくなってくる。だから、そうなればあとは、「そのうちになんとかなるさ……」ぐらいの気持ちでいればいいのである。

★**不潔恐怖**は、その内容によって、苦悩の程度が違ってくる。重度の不潔恐怖であると、寿命の縮む思いでの出勤（臨場）であるはずだ。しかし不潔恐怖は、克服に懸命になってさえいればよくなるというものでもない。特に、妄想様観念（二次的、三次的……と続く関係妄想もふくめて）に苦悩する症状者の中には、通っている治療機関での治療を中断して、私のところに来る人も多い。そうした症状者に対して私は、共感力をもって克服への糸口をさがすことに最善を尽くし、「流れる心」によって指導させていただいている。

どの治療機関が提供する克服法が自分に合っているかを、症状者自身がその理論や技法を手がかりに見極めるなど、至難の業《わざ》であろう。つまり、どの精神療法（心理療法）の理論が自分の強迫神経症の軽減に最も有効な手段（技法）と感じられたか、ということだ。多くの医師や心理カウンセラーは神経をすり減らして治療に関わっているが、結果から言えば、社会生活にどうにか適応できる状態になるまで症状者に関わってあげられた、あるいは克服の感覚を症状者に与えられた指導者こそが、その症状者にとっての「名医」「名カウンセラー」だと言えよう。

★通院治療にせよ入院治療にせよ、私の「体験の論理」からすれば、症状者は、自分の症状にじょうずに共感してもらえたときにこそ、真に心を開く気になれる。指導者の「共感力」による的を射たメッセージ（指示的なアドバイス）こそは、克服や「流れる心」への限りないエネルギーへと変化するはずである。私は、著書を著すたびに症状者の「症状感覚」に語りかけているが、読者（症状者）におかれては、それなりに克服への感覚に出逢ってほしい……、みずからそれらの感覚に気づいてほしいと願っている。克服は、最終的には「あなた」自身の心的エネルギーに頼るしかないのだから。

★症状がありながらも、どうにか仕事に適応できている症状者……。社内の人間が、彼(彼女)が神経症者であることを知っているかどうかはわからない。

いずれにせよ、「とらわれ」の症状の克服は、夢中になって頑張ればいいというものではない。だが、「辛抱する！」「我慢する！」という気持ちがまったくなくても困る。ましてや、症状喚起の条件がいたるところにあり、予期せぬときにも症状の出番が山ほどある職場であれば……。

「流れる心」を駆使して自力で克服していくために、次のことを心がけよ。

◎職場には、症状のことをくわしく知っている理解者がいるわけではない。だから、同情を求める気分は棚上げにすべし。

◎人目に奇異と映るようなしぐさ(強迫行為)はしないように心がけるべし。

◎仕事中、いやな観念が浮かんでも、それに気をとられないように意を強くせよ。気分が悪くても、目の前の仕事に集中しようとする意志力が必要である。

◎なるべく健常者と同じように行動することが望ましい。

◎手を洗いたくなったら、「あとで洗うからいいや」と、少しでも手洗いを先送りすることも辛抱であり、克服に役立つ方法である。

◎どうしても手を洗わねばいられないときは、要領よく簡単に済ませる覚悟があった方がよい。
◎社内の「あの場所」はきたない……と決めてしまい、近づかないようにしてしまうと、「ここも、あそこも……きたない……」と、症状がエスカレート（悪化）することになる……と知るべし。
◎自分の症状にとっての「いい場所」「悪い場所」など、なるべく決めるべからず。
◎「初めに仕事ありき！」として、症状のことはあとまわしにするぐらいの方が、克服への「力」に出逢えるものだ。
◎「一に仕事、二に仕事、三、四がなくて五に仕事……」ぐらいの意気込みでいれば、症状のやりくり三昧におちいることなく、「流れる心」が加速するものだ。もちろん、過労にならない範囲でだが……。
◎強迫観念がしゃしゃり出てきても、それに知らんぷりして先に思考を進めてしまうべし。そうすれば、「とらわれの状態」を「流れる心の状態」へ「スイッチオン」できる。

★**縁起恐怖**は千人千様であり、まったく際限のないものである。健常者にはまったく理解ができない「くだらない恐怖」であろう。これは、健常者が運命の吉凶を暗示する前兆としてある出来事を気にかけるとか、縁起をかつぐといった種類のものとは違い、自分勝手な妄想的、確信的気分によるものである。もちろん、健常者もするように、四＝死、九＝苦と考え、その数を忌《い》み嫌うにしても、症状者は完全癖《へき》をもって関わる点において異常だと言える。
とりわけ職場で縁起恐怖に苦悩する症状者は、以下のことを心得るべし。
◎何かの理由で「不吉なことが起きる……」と怯えようとも、その理由は健常者から見れば大したことではないし、実にくだらない「幻」である。
◎症状者からすれば、「症状を理解してほしい……見逃してほしい……」という気分だろうが、その「気分」におぼれてばかりいては、症状が慢性化(長期化)しかねない……場合があることを知っておくべし。
◎「縁起の悪い数字」が日替りどころか、「分替り」「秒替り」で変わる……。そして、その数字を目にすると、自分で決めたラッキーな数字を納得できる回数となえたりする……。こんな対策をしていては、克服ではなく、混迷や悪化の道にはまりかねないと気づくべし。
◎「縁起が悪い！」と思っても(怯えてしまっても)、「しまった！」とあわてることはない。むしろ、「何ごとも起きやしない！」と心に決めてしまうべし。事実そうなのだから。
◎「くだらない観念」のことなど口に出す必要はなし！　周囲にわかってもらいたいという弱気な自分にしない方が克服に近づくものだ。
◎仕事中に「縁起の悪いこと」が頭(心)の中に浮かんだら、「出物腫れ物、所嫌わず。どうしようもないのだ！」と、あきらめるべし！　症状者としては、縁起のよい観念でやりくりしようとするだろう。それで気分が安らげばいいが、もし効果なしなら、所詮はくだらない「幻」

の観念なのだから、そのまま放っておけばいい。そして、心も身体も動かし働かせて、会社の仕事に精を出すべし！　そうすれば、健常者同様、外見的にも精神的にもなんら異常に見えない会社員（職場適応者）となるから。

◎職場は仕事をするところ、心も健全に働かせるところなり。精神的にも身体的にも、精一杯に「今やるべきこと」に集中してしまうべし。その心構えがあるとないとでは、「流れる心」の勢いが違ってくるものだ。「流れる心」に勢いがつけば、とらわれる必然性も少なくなってくる。

55 ギャンブルは娯楽にとどめよ

★ギャンブルは射幸心《しゃこうしん》をあおり、ロクな結果をもたらさないから、やめるべきだ！　などと進言するつもりはない。何ごとも程度問題である。不安神経症も強迫神経症も、賭けごとをやっているから克服できないということはない。ましてや、神経症の克服には「聖人君子」になるのが第一条件だなどと言うつもりもない。私が言いたいのは、ギャンブルの損得がもたらす心理状態についてである。

ギャンブルでは、一喜一憂ほどではないにしても、ある種の「落胆」の気分におちいってしまうことが多々ある。不安神経症でも強迫神経症でも、明るい雰囲気や楽しい気分が精神衛生上悪いということはないが、暗い雰囲気やいやな気分につながりやすいギャンブルでの負けは、憂うつな気分の原因になる場合がある。そうなると、心がますます沈みがちになり、思考内容もそれに準じて陰気になり、挫折感や敗者の気分、弱者の気分、病人の気分に拍車がかかってきたりするものだ。

★ギャンブルは娯楽であり、のめりこむものでは絶対にない！　落胆を味わうぐらいなら、希望が持てて生産性のある投資や長期の積立てといった「財テク」の方が、まだ症状克服の際の建設的な感覚に似た「手応え」が感じられるものだ。衝動的、刹那的な一攫千金《いっかくせんきん》を狙っての行動は、少なくとも今のところは決して、健全な心の状態への道とはほど遠いものなのである。

★とはいえ、ギャンブル（競馬、競輪など）は、娯楽から逸脱しない範囲の金額におさえておけば、心に納得をもたらし、遊びによる「必要経費」として済ませられる。要は、後悔の念に支配されない程度にしておいた方が無難だということだ。逆に言えば、症状者にとって、程度を超えた負債（借金）や損失は、それが頑張りにつながることも稀《まれ》にあるかもしれないが、たいていは症状の克服にも大きな悪影響をおよぼしてしまうのである。だから、堅実な感覚による生活を送った方が、症状の克服には大いに役立つはずだ。ただし、少々の貧困などが「頑張りエネルギー」になる可能性も充分にあるということも、つけ加えておこう。

56 社会を敵にするな

★社会を敵にするな……と言うと、まるで社会への復讐か何かをやめさせるような感じだが、そんなことではない。

症状者は症状のためとはいえ、不利益をこうむれば、他人を心理的に攻撃したくなる気分になることもある。もちろん、本格的に精神に異常をきたしてのことではないから、一応は抑制できている。しかし内心では、否定的、排斥的な気分に支配され、怒りの感情の出番待ちとなり、一触即発の状態におちいったりする場合がある。とはいえ、症状者は決しておろかではないから、そんなことをしたらどうなるかの状況判断はできている。

だが、思考方法の誤りから社会生活者を目の敵《かたき》にする感情の日々であっては、神経症の克服にも支障をきたすものだ。なぜならば、心と身体を緊張に追いやっての社会生活であっては、心身を害し、不健康におちいっていくだけだからである。

★近くのスーパーや銀行へ行くのに必ず自転車を押していく**外出不安**の主婦が多い……。買物した荷物を自転車に乗せるためであれば、健常者となんら変わるところはない。しかし症状者は、自転車を押していくことで、急な不安におそわれてもすぐに自宅へ戻れるように「本人なりの安心」を得ているのである。

症状者も、この不自然な自転車との関わりを充分に自覚している……。それゆえ、「この姿」を近所の人や道行く人々に察知されやしないか……と、かなり気にしている……。実は、こう思う症状者は多いが、これだけなら大した問題ではない。

この主婦の場合は、近所の人とすれ違うと「気づかれてしまったのでは……」と疑い、そのため外出のたびに人の視線や語りかけに疑念をいだくようになってしまった……。そして、「近所の人や知人といった社会の人間は敵視せざるをえない……今後も、みずからを改めることに苦労するのではなく、いかに社会の人たちから自分を守るべきか……に気をつけなければならない……」という思考におちいってしまった……。

しかし、そんなことに固執するのは、どこかが間違っているのである。そんな症状者におかれては、対立や敵視から離れて、克服へ向けての「流れる心」をぜひとも実践してもらうために、次のことを心がけるべし。

◎「外出先で急に不安に見舞われたときの用心のために自転車を押していくのだ！　そうすれば、逃げるがごとくに家に帰れる！」ということであっても、人には容易には見抜けないものである……と認識すべし。余計な気苦労はやめた方がいい。こそこそした心境でいると、美容にもよくないのだから。

◎「こんな自転車の無駄押しなんて早く必要がなくなればいいな……自分の不都合や矛盾を人さまに責任転嫁するのはやめよう！」と、冷静になって省みることだ。そうした冷静さと客観性があれば、不安喚起の際にも、思いのほか落ちついていられるようになる。そうすればやがては、外出不安の症状も消滅していってしまうだろう。

★強迫神経症者は、強迫観念の内容と症状の度合いにもよるが、不安神経症者よりも、ある意味では余裕がなく、その苦悩はくらべものにならないほど陰湿で切実である。しかし、どのような状況（状態）にあろうと、悪感情にはまらぬ（おちいらぬ）ための対応法はあるものだ。「克服」へと健全に心を流していけばきっと晴れ間はやってくる。著者である私はそう信じている。

★社会（人）を敵視する**疾病恐怖**《しっぺい》の症状者……。ちなみに、この症状に苦悩する人には、特定の病気を恐れる人と、すべての病気を恐れる人とがいる。

いずれにせよ、こうした症状者は、たとえば電車の中などで、皮膚病にかかっている、咳《せき》をしている、病的に痩《や》せている……人がいると、「悪い病気」の伝染（感染）源だと確信し、毛嫌いする……。だが、排除するわけにもいかず、攻撃的な感情を込めた視線を向けながら、「なんで、どうしてここにいるんだ！　迷惑千万だ！」と思ってしまう……。このように、外出するたびに、意識的にせよ無意識的にせよ、つねに「臨戦態勢」になったり、街中や乗物の中で緊張し攻撃的気分になったりするのは、これまさに社会を敵視しているのである。なお、疾病《しっぺい》恐怖というものは、必ずしも「伝染（感染）恐怖」だけを意味するとはかぎらず、本人なりの内臓疾患への恐怖もふくんでいる。

症状者よ！　病気への正しい知識（認識）と客観性をいだけるように、みずからに「大丈夫だ！」と言い聞かせる余裕がほしいものだ。この種の敵意をいだかなくなれば、疾病《しっぺい》恐怖の克服にもそのままつながるのだから。

★**不潔恐怖**に苦悩する人は、実際にものを言わないまでも、口ほどにものを言う「目」をもって相手を敵対視する……。すると、それに比例して悪い感情が喚起されてくる……。これでは心がおだやかであるはずがない……。何年か前には気にもしなかった……ことだが、強迫観念にとらわれてしまった今……身（心）についてしまった「きたないこと」への「とらわれの感覚」が、執拗にあらゆる場面に発揮されてきてしまう……。

とらわれからの解放はむずかしいものである。だが、決して不治の病いなどではない。素質とは言っても、克服への意欲を放棄しなければ、いつかはなんとかなるものである。

★外出先で健常者のしぐさを見て、「きたない！」と感じても、知的理解によって「これがふつうなんだ……」と思ってみる……。だが、自分には関係がないのに我慢できない気分になってくる……。すると、「いやな人」という目でにらみ、まるで自分に関係があるかのような錯覚におちいり、にがにがしく思えてきてしまったりする……。「よく、あれで平気でいられるな。きたない！」と思わないのだろうか……？」という批判的、攻撃的な感情に支配されてしまう……。症状者にとって、こういう思いは決して好ましいことではない。

地面に落としたハンカチをひろい、平気ですぐにハンドバックやポケットにしまう人。セカンドバックを、ぬれている地面に平気で置いて、すぐに小脇にかかえる人。公衆トイレで用を足しても、手も洗わない人。駅などにあるクズ入れから、捨てられた新聞や雑誌をひろう人……。こうした人を目撃した場合、症状者は、そうした人が自分に近づいてきたりすると、全神経をとがらせ、必死に避けようとする……。そして、「いやな人」「不潔な人」……という攻撃的な感情をもって、その人を見る（にらむ）……。「人はみな、こういうものなのか！」と、ひたすら用心深くなっていく……。

こうした「こだわり」「とらわれ」をますます強めていく今後であっては、その「とらわれ」からの解放には逆行するため、克服ははるか遠くになってしまうだろう。社会における現象を、ただマイナス思考によって解釈するのは、やめた方がいい。

★自分にはできないと確信している「きたないこと」を、人は平気でしている……。そう感じても、それ以上のマイナスの追求思考（いやなこと、きたないこと）には入っていかないようにすべし。その一部始終をじっと見据えて、自分の不潔恐怖度に「お伺い」を立てるような症状への戯《たわむ》れは、なるべくやめるべきである。

たとえば、晩ごはんは、妻が心づくしの「カレーライス」をつくってくれることになっている……。しかし、帰宅途中、電柱の下に「嘔吐物」があるのを見てしまった……。そんなときに、「誰が吐いたのか！　中味は何だろうか！　今晩のカレーライスと似ている！」などと、くだらない想像をしてしまったら、気分が悪く、まるで食事がまずくなる練習をしながら帰宅するということになる。誰も、そんなことは望んでいないであろう。そんなマイナス思考をさらに進めれば、ますます不愉快な気分になり、「吐いたヤツ！」を肯定的、友好的に思うどころか「生活の敵」「社会の敵」……だと思うようになるか、「まずいカレーライス」にしてしまう。

★「自分にはできないきたないこと」をする人は、症状的な感覚で見れば、「社会の中のいやな人たち」かもしれない。しかし、そうした人たちが行なう「好ましくない行動」こそは、限りなく健常者の感覚だと言えるし、不潔恐怖に限りなく遠い状態だと言える。そこで、羨望をいだく必要はないにしても、自己嫌悪におちいらない範囲で彼らのことを認め、次のように心に決めてしまってみてはいかがだろうか？

「社会にはさまざまな感覚（性格）の人が住み、活動しているのだから、目にはいろんな現象が飛び込んでくる……しかし、ただそれだけのことだ……ただ通り過ぎていってしまうだけのものなのだ……だから、人は人、自分は自分で精神的処理をするしかないのだ……そう前向きにあきらめてしまった方が得なのだ……」

症状に翻弄されて社会を敵視するのではなく、「社会とはあらゆる人が住んでいるところ……」という事実を落ち着いて認識しなおすことこそが賢明なのである。

★雑念恐怖に苦悩する症状者……。社会では日常茶飯事に使われている言葉なのに、彼（彼女）にしてみれば「**いやな言葉**」であり、それを耳にすると儀式（強迫行為）の必要に迫られてしまう……。それは、なんということのない日常語であり、テレビでもよく耳にする。しかし症状者は、その言葉が意味している社会現象をよからぬと思い、そのためその言葉を聞くと、社会への憎悪の感情が喚起される……。つまり、「あの言葉を聞いたおかげで、『儀式』をしなきゃいけない破目になったじゃないか！……」という心境になるのである。

これは言うまでもなく、思考の誤りにもとづく感情の発露であり、責任転嫁もはなはだしいかぎりなのである。もちろん症状者は、症状ゆえに……という自覚をいだけてはいる……。そして、わかってはいるのに攻撃的気分になることに悩み、精一杯にそれを抑制しようとしている……。つらいところではあるのだが……。

ここで症状者としてできることは、心を流すこと、つまり、どんな言葉であっても「聞き慣れ」

ようとする意志をいだくことだ。「いやな言葉」を聞くまいとしても、そんなことはできるものではない。だから、そうした言葉に警戒心をいだくのをやめ、聞こえてくるものは仕方のないことだとあきらめる実践を、そのつど経ていくしかない。つまり、聞こえた（耳に入った）言葉として、症状的ななんらの「色づけ」も「脚色」もせず、ただひたすらに「やり過ごす（聞き流す）」だけでいいのだ。それには、今、自分のしていることに意識を向け、集中しようとする意欲をいだけるように、心と身体を動かし働かせ、「流れる心」に拍車をかけていくことである。

このように、社会を敵視せずに済むようになれば、雑念恐怖そのものも克服していけるのである。

57 予期不安と予期恐怖にどう対応するか

★予期不安は、不安神経症において顕著に診《み》られる心の状態（症状）であり、症状の核となるものだ。不安神経症者はもちろん、不安や恐怖を望んでいるわけではないが、それらを「予期」してしまう。（予期不安の詳細については『不安神経症は治る』（日本教文社）を参照のこと。なお、予期不安や予期恐怖に駆られる状態は、健常者にも他の神経症やうつ病にかかっている人にも診られる。ただし、ここで言及するのは、不安神経症と強迫神経症の場合についてのみである）だが、強迫神経症のような強迫行為にいたることはない。もっとも、心の奥底に強迫神経症へ移行する素質がなければの話だが……。

そこまでは考える必要がない症状者におかれては、次のことを心にとどめておくべし。
◎マイナスの追求思考（悪い方向へと思考を進めること）はやめるべし。不安感に拍車がかかるだけだから。
◎先々のことを心配してしまう場合は、「ちょっと不安になって当たり前！　だから打開策が講じられるのだ。不安を打開のためのメッセージだと受けとめよう。怯えの心になるのはお門違いなのだ！」と、自分によく言い聞かせよ。
◎不安なことに「こだわる」と怯えてしまう……という心のくせが予期不安をまねくのだ。だから、その「くせ」に屈しないでいれば、予期不安や恐怖も大したことはない……という建設的な「くせ」がつくものだ。それが心が強くなるということなのだ。
◎予期不安への心構えができてくれば、それに比例して、恐怖感などは下火になっていくものだ。
◎いつもプラス思考で対応すれば、「なんとかなるさ！」という感情が、いつもガードしてくれるようになる。
◎「予期恐怖などは、心が勝手に恐怖に戯《たわむ》れているようなものだ……いついかなる場合でも、『最善策』を講じるしかないのだ。世界中さがしても、それよりすぐれた策などないのだ！」と信じてしまおう。
◎一番大切なのは、不安や恐怖の感情の「やりくりじょうず」になることよりも、毎日の仕事や生活において心がほどよく流れるようになることだ。健全な生活の中にこそ、不安や恐怖に克《か》つエキスがふくまれている。心も身体も前向きに動かし働かせて確固たるものにすれば、不安神経症そのものが治っていくものである。

★強迫神経症における予期不安と予期恐怖は、どのようなものなのだろうか？　強迫神経症者は、不安神経症者のように、比較的些細なことに不安になったり、理由もないのに（意識していないのに）不安の気分に満たされたりすることはない。しかし、不安神経症者がまったく気にならない「こと」にも、寿命が縮むような恐怖心をいだくものなのである。

最近症状が重くなっている（？）……と思い込んでいる症状者……。だが、心のどこかで、なんとかなるだろうという目安（安心）を感じてもいる。それは、重症に思える状態になることがある一方で、軽症にしか思えない状態の場合もあるからだ。ちなみにこれは、健常者にすれば「矛盾」に感じるかもしれないが、決してそんなことはないのである。

「ナイターの招待券が手に入ったから**野球観戦**に行かないか？」と友人に誘われた……。と同時に、予期不安に駆られた症状者……。なぜなら、次のようなマイナス思考が働いたからである。

「野球場のベンチは汚れている……ファールであれホームランであれ、ボールはどこへでも飛んでいく(来る)ものだ……安心できない……頭にぶつかったら……いや、上着に触れても我慢できない……そうなったら野球観戦どころじゃない……内野席であれ外野席であれ……地面を転がった『ボール』だ。その『きたない』ボールは得てして……タイミング悪く飛んできたりするものだ……もし現実にそうなったら、家に帰ってからが大変だ……着ているものを全部クリーニングに出さなければならないし、そのとき持っていた小物類も洗わなければならない……」

このように症状者は、想像しただけであっても、不潔への恐怖がうずき始める感覚に見舞われる。現実的な思考とは言えないものの、それこそが予期恐怖なのだ。

強迫観念の内容は症状者ごとに異なるが、ここで心がけてほしいのは、いかなる状況に対する予期不安や予期恐怖であっても、じょうずに「流れる心」のエネルギーを活用し、その状況に適応するということだ。気にはなっても、また、とらわれの気分ではあっても、「それはそれ、これはこれ(ここでの例では野球観戦に集中すること)」として意欲(興味)を発揮していくことこそが、「流れに乗る」ということでもあるのだから。そして、次のことを心がけるべし。

◎ナイター観戦を誘われたら、「初めに症状ありき……」として予防線を張るのはやめよ。「初めに野球ありき……ついでに症状が少々……」と、やせ我慢するぐらいの方が、症状の克服には役に立つ。

◎ボールは地面を転がるもの！　だから、「絶対にきたない！」という観念に拍車をかけないことだ。煽《あお》げば熱(予期恐怖)を増し、さらに不潔恐怖を強くすることにつながるから。

◎どう考えても、絶対に行けないという「マイナスの自信」がある場合は、強《し》いて行く必要はない。力みが必ずしも、克服へのバネになるとはかぎらないからだ。しかし、せめて「そのうちにはナイターにも行けるようになるさ……」と思う（思える）ようになる時期の到来を待つ……という心境でいれば、必要以上に自分を責めずに済むし、「とらわれ」にがんじがらめにならずにも済む。だから、ぜひとも真に前向きに、要領よく対応してしまうべし。

58

「際限がないから、これでよし！」とあきらめよ

★不安神経症者であれ強迫神経症者であれ、不安になったり強迫行為をしたりしても、「際限がないからこれでやめておこう……」と、長期にわたって何回も何十回も心に誓い、「症状」の克服を図ったはずだ。だが、今もってうまくいかずに苦悩している、というのが実態であろうか。

だが、いかなる症状といえども、不安や強迫観念にともなう「やりくり思考」と「強迫行為」に対して「これでよし！」と観念し、おかしな儀式を最後までせずに切り上げるチャンスはあるものだ。

もちろん、「際限がないから、これでよし！　とあきらめて（観念して）しまえ！」とは言えない

状況もあろう。しかし、たとえどのような症状で煩悶《はんもん》し、もがいていようとも、人生をねばって生き、希望を見出そうとする気力（意欲）を放棄せず、「あなた」なりに最善を尽くしていれば、不本意ながら家族や周囲の人々に迷惑をかける結果になったとしても、心の内なる「神さま」はきっと許してくれるはずだ。

★**外出**に不安を感じる不安神経症者……。動悸や「ふらつき」がいつも不安で仕方がない……。外出すると必ず家族にグチをこぼすので、そのたびに「また同じこと言ってる！　何も起きやしないじゃない……聞かされる身にもなってよ、少しは……いい加減にやめてよ！」と文句を言われたりする……。こんな場合は、次のことを心がけるべし。

◎「まったく同感だ。今後はつい口に出そうになっても、グチは言わないぞ！」と自分に誓うべし。その実践こそが克服力になる。

◎「不安な気分だからといって、泣き言ばかり言っていても際限がない！　不安なままでも仕方がないさ！　用事を済ませるしかない。これでよし！」と、少々力んでもいいから頑張ってみよ。

◎「不安だから……と予期不安に駆られて予定を中止したり変更ばかりしていると、その習慣が身（心）につき、際限がない！　だから不安がることばかり考えないで、物事をよい方へ考える習慣をつけるようにしよう！　これでよし！」と、冷静に対応することに慣れていくべし！

★強迫観念のやりくりや強迫行為を延々と続ける強迫神経症者……。目安(安心)が得られるまで続けずにはいられない……。いい加減にやめたいが、途中ではやめられない……。この先、こんなことを何年も続けたいと思っているわけではない……。しかし、どうしたら「際限がないから儀式なんてやめよう!」と思えて実践できるようになれるのだろうか……? こういう場合は、以下のことを心にとどめよ。

◎強迫観念……とは、とらわれの症状である。「負けてばかりはいられない! 際限がないからやめるぞ! これでよし!……」と、朝から晩まで思い(念じ)つづけているよりも、機会があったときに、「観念のやりくりも強迫行為もやめたいなあ……」ぐらいに、力まずに思っておくべし。とらわれすぎない、ほどよい願いの方が、やがては効果を生むものだ。

◎妄想様観念が浮かんだので、いつものようにやりくり思考に入ったが、どうしてもうまくいかず、変な恐怖感に見舞われた……。不吉感のために冷静さを失い、この世には神も仏もいないのかと絶望的になった……。

もしそうなったとしても、儀式はやめて先に進んでしまうべし。決して罰などなく、それどころか神さまが祝福してくれるものだ。これでよし!

59 治すことをじょうずにやめよ

★不安神経症や強迫神経症を克服する(治す)ために本書を真剣に読んでいる読者(症状者)に「治すことをじょうずにやめよ」と言うと、矛盾している……ように受けとられるかもしれない。しかし、ここで私が言いたいのは、特に強迫神経症においては、とらわれの症状であるだけに症状への関わり方にも工夫が必要である……ということだ。このことは、私の「流れる心」による克服法の核心でもあるので、充分に心にとどめておいてほしい。

★不安神経症者は、重度のとらわれに苦悩する強迫神経症者より、かなり対応しやすい面が多い。絶対的な不安や恐怖を必ずともなう対象がある場合は別であるが、症状的な不安は、場合によっては、「治す……」ということを強く意識してかからないと、なかなか抜け出せない。これは逆に言えば、克服へのちょっとした勇気を出せば、「流れる心」の状態に入れるということである。つまり、たとえば外出不安の人なら、プラスの観念を胸(心)にいだき、それを支えにして「流れる心」の状態に入り、克服……を強く意識しながらの外出も好ましいのである。

これに対して「治すことをじょうずにやめる」というのは、克服するという目的は同じであっても、「さり気なく治ってしまえる心的態度……」「治すことなど考えずに治っていける心の状態……」を身（心）につけるということである。そして、これこそが、克服の最終段階で実践するに最もふさわしい方法なのである。この方法を身（心）につけるには、次のことを心がけるべし。

◎克服の最後の段階になって、自分の不安症状を前面に出すようなことはやめるべし。そのかわり、健常者とともに仕事やスポーツで汗を流すことに徹すべし。それが「治すことをじょうずにやめる」ということであり、克服への最後の仕上げというものである。

◎右記の精神での今後を送っている最中、もしなんらかの状況でふたたび「不安神経症」を意識したとしても、「取り合わない心境」に徹すべし。自分に情《なさけ》をかけるべからず。建設的、創造的な物事にどんどん心を流し、健全な心の状態に拍車をかけていく日々にすべし。つまり、「意識的に治す！」ということをやめつづけていくだけでよい！　するとやがては、淡々と流れる川のように、「あなた」の心も淡々と流れていくであろう。

★考え方にもよるが、強迫神経症者は不安神経症者よりも、重度であればあるほど、社会生活不適応の期間が長びくものである。強迫神経症は「とらわれの症状」であるだけに、「治すことをじょうずにやめて克服への仕上げとせよ！」と言っても、不安神経症者より通じにくいのである。

だが、「とらわれ」の症状だからこそ、「とらわれること」、すなわち「治すことへの強い意欲」を手放した方が理にかなっているとも言える。しかし、妄想様観念（二次的、三次的……な妄想）に苦悩する症状者は、指導者にかなりの「共感性」を感じないと、的を射たアドバイスをしても心を開いてくれないものである。その場合、関係妄想に苦悩する者の状態は、妄想様観念が別の妄想様観念を生み、文字どおりもつれ（葛藤）に拍車をかけて収拾がつかなくなり、悪化の一途をたどってゆく……のである。

症状者よ！　いかなる妄想様観念といえども、そこから離れることはできるのだ。そうすれば、社会生活適応への道は限りなく開けるのである。とりわけ「とらわれの症状」については、「治すことをじょうずにやめる」という感覚こそが望ましいのである。

といっても実際には、治療などによってある期間（年月）の克服過程を経た者こそが到達できる心境や感覚であろう。しかし、これは逆に言えば、前向きに克服に取り組んでいけば、その集大成として、「治すことをじょうずにやめる」という心境や感覚にいたれるということだ。

その時期はきたれり！　という症状者におかれては、次のことを心にとどめておくべし。

◎もう病気（症状）になんかとらわれていない！　という証明を立てるため、目的意識をはっきりと持つべきである。生活のため、自己向上のため……に働く、学ぶということに欲を出すべし。

◎みずから健常者の感覚にひたり、心も身体も動かし働かせるべし。客観的にも、健常者と遜《そん》色《しょく》のない社会生活を送れてこそ、「治すことをやめた」という「形」（姿勢）がとれるようになるのである。その「形」にますます心が同調していけばいいのだ。それが、「治すことに夢中にならずして治っていく」ことに通ずるのだ。

◎「『流れる心』を駆使した知的理解による克服は、もういやになるほど身（心）についている……強迫行為という名の『必要経費』もさんざんつかった……やれるだけのことはやった……あとはもう、前向きにあきらめるしかない……そういう観念で心を満たしながら人生をやっていくしかないのだ……」という心境になるべし。

60 賢明な「川の流れ」の教訓を、今日、明日の生活に生かすべし

★「はじめに」において「健全な川の流れ」について述べたが、その真意は、本文のいたるところに散りばめられている。症状者におかれては、その人なりの素質が左右することではあるが、克服の過程で症状の方へ引っぱられ、そのたびに「流れる心」へ軌道修正することはあるだろうが、無意識のレベルにおいて「流れる心」を生活化できる能力者にいつかはなってほしい。そうした能力者となっても、ときには症状のことを意識することもあろうが、それは健全な心の状態の範囲内なのである。つまり、人生は必ずしも順風満帆というわけにはいかないだろうが、症状の克服においい

ては、「流れる心」のエネルギーによって、あなたなりの「最善」を得るしかないのである。

症状に翻弄されてきた心の習慣からすれば、つい「初めに症状ありき！」という思考と行為(行動)をもって社会人、学生、主婦の生活を送りたいという気分になるかもしれない。しかし、「流れる心」がめざす「精神」は、「初めに仕事、学問、家事ありき！」なのである。

症状者よ！　希望をもって日々を迎えるべし。目的(目標)をみずからの意志でさがし、それによってなんらかの目安(安心)を得るべし。働くべし、学ぶべし、家事をすべし、心を前向きに進めていくべし。みずからの能力を駆使して、あなたなりに健全な軌道に乗ってしまうべし。「賢い川」のように、グチ、泣き言などは今さら口に出さず(少なくし)、せっせと流れつづけていくべし。それこそが、酸素も充分な「川」、つまり、健全な心の状態を意味するのだ。といっても、心を「無」にすることでは決してない。チリ、ゴミ(雑念など)が流れてきても(頭に浮かんでも)、それほど邪魔(苦)にならないでいられればいいのだ。そしてこれは、決してむずかしいことではないのである。

おわりに

本書の執筆にあたっては、そのメッセージが、不安神経症と強迫神経症で苦悩している人たちにとって、あらゆる場合(状況)にいだく思考と感情の状態を、健全に流れる心の状態へと移行できるような指針となるよう願いました。

とはいえ、どれほどに的を射た「言葉」であっても、瞬時にその症状を癒してしまえるものではありません。ただ、その真意を支えに、心を前向きに流そうとする意欲こそが、克服への旅立ちを意味するのです。特に「強迫観念」という「とらわれ」の克服においては、「とらわれずに治っていける」ことが最善でありましょう。この意味深き「克服への感覚」を、最終的にはぜひとも身(心)につけていただきたいものです。それには、心を自分の内にばかり向けているのではなく、仕事や家事、学問に向けていけるようになることです。

必ずしも万全ではないにしても、本書こそは、私の長年の実践と研究の集大成として、きっと症状者のお役に立つものと信じております

◎著者紹介 ―――― 和久廣文（わく・ひろふみ）＝昭和八年、千葉県生まれ。栃木県立足利工業高等学校卒業。明星大学心理教育学科中退。日本臨床心理学会会員。数々の神経症に苦しみ、入退院を繰り返す。その過程で「流れる心」の論理を獲得し、遂に克服。その「体験の論理」を活かし、優れた「共感力」と「客観性」を駆使し、自らの体験に基づく独自の心理療法を開発し、「心理克服センター」を設立。現在は、面接での相談や心理指導は行なっておらず、全国どこからでも相談も心理療法も受けられる電話指導療法を専門とし、不安神経症、強迫神経症（妄想様強迫観念も含む）、それに、うつ症状で苦悩する多くの人々の指導で、数多くの成果をあげている。著書に、『ビジネスマンがストレスを感じる前に読む本』（明日香出版社）『強迫神経症は治る』『不安神経症は治る』『強迫神経症克服マニュアル』『家族に贈る強迫神経症の援助法』『症状別　神経症は治る１外出・乗車・閉所・高所・先端恐怖症編』『症状別　神経症は治る２対人恐怖症編』『症状別　神経症は治る３不潔・縁起・雑念・不完全恐怖症編』（以上、日本教文社）『新版 あなたの「強迫神経症」』（オーエス出版社）その他、雑誌への執筆・講演依頼も多い。

不《ふ》安《あん》神《しん》経《けい》症《しょう》と強《きょう》迫《はく》神《しん》経《けい》症《しょう》が治《なお》る60章《しょう》

初版発行――平成一二年四月一五日
一一版発行――平成二六年四月二五日

著者――和久廣文（わく・ひろふみ）

発行者――岸 重人
発行所――株式会社日本教文社
東京都港区赤坂九―六―四四 〒一〇七―八六七四
電話 〇三（三四〇一）九一一一（代表）
〇三（三四〇一）九一一四（編集）
FAX 〇三（三四〇一）九一一八（編集）
〇三（三四〇一）九一三九（営業）
振替＝〇〇一四〇―四―五五五一九
印刷――東港出版印刷株式会社
製本――牧製本印刷株式会社
装幀――清水良洋

ISBN978-4-531-06344-4 Printed in Japan